SISTEMA LÍMBICO

Su relación con las emociones

© Adolfo Pérez Agustí (2023)

SISTEMA LÍMBICO

Su relación con las emociones

ediciónesmastersmail.com

Madrid (Spain)

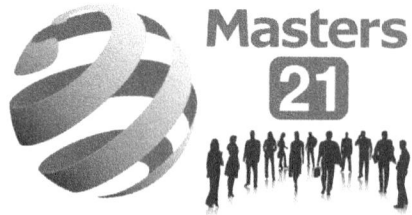

Aún hoy, con los avances que hemos tenido en neurociencia y neurofisiología, el sistema límbico no es tenido en cuenta en numerosas patologías del ser humano, sean mentales, sensitivas o emocionales. La psiquiatría apenas tiene en cuenta los efectos que producen los olores en general y los sonidos, a pesar de que forman parte esencial de nuestra vida y salud, inclusive mental. Y estos efectos son notorios incluso en enfermedades de las vías nasales en las cuales los olores creemos que no son percibidos, lo mismo que las personas sordas siguen acusando los sonidos a pesar de que no los perciban conscientemente.

El sistema límbico requiere de una especialidad médica única, no necesariamente vinculada al cerebro, puesto que la vía de acceso es externa y no siempre dependiente del sistema nervioso.

La psiquiatría y la psicología podrían tener a su disposición docenas de elementos naturales totalmente inocuos que aliviarían la perpetua infelicidad y desasosiego que padecen millones de personas en relación al sistema límbico.

En este libro hablaremos de ello, especialmente de los cambios y alteraciones que se producen en la esfera psíquica, muchos de ellos imposibles de mejorar sin que actuemos, simplemente, sobre ciertos olores y sonidos.

CAPÍTULO 1

HISTORIA

Paul Pierre Broca en 1878 habló de 'le grand lobe limbique' o el gran lóbulo límbico y aplicó el término "límbico" (del latín limbus: borde) al borde curvo de la corteza que incluye las circunvoluciones cingulada y parahipocampal. Sin embargo, su papel en ciertas emociones fue elaborado por el médico estadounidense James Papez en 1937 en el artículo titulado "Un mecanismo propuesto de la emoción", que ahora se conoce como el circuito de Papez. Este investigador demostró que la corteza cingulada y el hipotálamo están interconectados mediante el núcleo anterior del tálamo, el hipocampo y los cuerpos mamilares, y que estas conexiones son necesarias para el control cortical de la expresión emocional.

Yakovlev, por su parte, en 1948 propuso el circuito que controla ciertas emociones que involucra la corteza orbitofrontal, insular y del lóbulo temporal anterior, la amígdala y el núcleo dorsomedial del tálamo.

Posteriormente, en 1952, Paul D. MacLean acuñó el término "sistema límbico" para describir el lóbulo límbico de Broca y los núcleos subcorticales relacionados como el sustrato neural colectivo para la emoción.

MacLean también jugó un papel decisivo en la propuesta y definición del concepto Triuno del cerebro. La evolutiva "teoría del cerebro triuno" de MacLean proponía que el cerebro humano era en realidad tres cerebros en uno: el complejo R (complejo reptiliano), el sistema límbico y el neocórtex. Desde entonces, el concepto del sistema límbico se ha ampliado aún más. y ha sido desarrollado por Nauta, Heimer y otros.

Ellos demostraron que de la misma forma que el estómago se encarga de la digestión de los alimentos, o el corazón de bombear la sangre, el sistema límbico será el encargado de dar soporte a nuestras emociones.

"No existe un criterio claro del por qué unas partes del cerebro, y otras no, forman parte del sistema límbico"

Michael Gazzaniga

CAPÍTULO 2

INTRODUCCIÓN

El sistema límbico es la parte del cerebro involucrada en nuestras respuestas conductuales y emocionales, especialmente cuando se trata de comportamientos que necesitamos para sobrevivir: alimentación, reproducción, cuidado de los hijos, y respuestas de lucha o huida. Las estructuras del sistema límbico están dentro de lo profundo del cerebro, debajo de la corteza cerebral y por encima del tronco encefálico.

Los psicólogos reconocen que el sistema límbico cumple muchas más funciones de las que se creía anteriormente y se sabe que estas estructuras participan en el procesamiento y regulación de las emociones, la formación y el almacenamiento de recuerdos, la excitación sexual y el aprendizaje.

Se cree también que es un elemento importante en la respuesta del cuerpo al estrés, ya que está altamente conectado con los sistemas nerviosos endocrino y autónomo.

Las células nerviosas (neuronas) del sistema límbico están estructuradas de forma diferente a las de la corteza cerebral que están formadas en seis capas.

Dentro del sistema límbico, las células están dispuestas en menos capas o más desordenadas. Como hay menos complejidad de las células dentro del sistema límbico, esto ha llevado a la gente a creer que este sistema es evolutivamente más antiguo que la propia corteza cerebral.

Funciones principales

El sistema límbico se encarga de la regulación y la expresión motora de las emociones, como por ejemplo:

Busca la autopreservación de la especie mediante la activación de los sistemas de homeostasis.

Se encarga de gestionar la mayoría de mecanismos cerebrales para la memoria.

Los circuitos de placer y adicción pasan por la amígdala, el hipocampo y otros núcleos del sistema límbico, por lo que los sentimientos agradables se inician ahí mismo.

Activa el sistema nervioso autónomo: se encarga de enviar señales a los nervios para mantener un estado de alerta (sistema nervioso simpático) o para inhibir dicho estado (sistema nervioso parasimpático).

Se está investigando una posible implicación del sistema límbico en algunas conductas sexuales.

¿El sistema límbico es el cerebro emocional?

Cuando hablamos de vivencias emocionales, nos suele venir a la cabeza cierta sensación de irracionalidad, como si estas no formaran parte de nuestra mente pensante. Sin embargo, el cerebro es el principal causante de nuestras respuestas emocionales, por lo que podemos afirmar que nuestras emociones son procesadas por el sistema nervioso central.

Relación entre sistema límbico y emociones

El sistema límbico regula las respuestas de nuestro cuerpo ante estímulos emocionales. Por ejemplo, activa los sistemas de alerta y aumenta la tasa cardíaca cuando estamos nerviosos o sentimos miedo. Sin embargo, reducir su campo de actuación a las respuestas emocionales es un enfoque que deja de lado muchas de las otras funciones que posee este sistema.

Si bien es cierto que hoy en día se insiste en que las emociones son reguladas por todo el sistema nervioso, no cabe duda de que existe una importante relación ente el sistema límbico y las emociones.

Por ejemplo, las áreas cerebrales relacionadas con el dolor se activan de inmediato, especialmente cuando se colocan parejas de hombres que observan y sienten el dolor. Ambos perciben que han sido tratados de modo injusto por el otro hombre en la prueba de dolor previa, lo que induce que sus centros de placer cerebrales se activen cuando observan a los hombres experimentar dolor.

CAPÍTULO 3

CEREBRO REPTILIANO

Como sabemos, el cerebro ha estado en constante evolución a lo largo de más de 250 millones de años y en todo este proceso ha ido adquiriendo nuevas funciones y habilidades cada vez más complejas. El cerebro más antiguo, al que después se le han añadido el límbico y el neocórtex, es el cerebro reptiliano.

Este cerebro fue identificado y desarrollado a través de la teoría de MacLean quien lo definió como complejo R o complejo reptílico, pues lo compartimos con otros mamíferos y reptiles. Se encarga principalmente de poner en marcha nuestras funciones más básicas y primitivas como por ejemplo, protegernos de posibles amenazas, defendernos ante una agresión y huir para asegurar nuestra propia supervivencia. Es el encargado también de llevar a cabo algunas conductas inconscientes e involuntarias como nuestra respiración, la presión sanguínea, la temperatura y el equilibrio, entre otras. El cerebro reptiliano o complejo reptílico ocupa aproximadamente el 5% del total de nuestra masa cerebral.

Partes

El cerebro reptiliano está formado por el sistema reticular, el cerebelo, los ganglios basales y el tallo cerebral.

Ganglios basales:

Se trata de estructuras neuronales que se encuentran conectadas entre sí y están ubicadas en lo más profundo de la corteza cerebral. Los ganglios basales tienen como función principal procesar la información acerca de nuestro propio movimiento corporal para ajustarlo a las distintas situaciones y así mismo llevar a cabo un acto adecuado. Por ejemplo, cuando queremos conducir un coche, tenemos que llevar a cabo ciertas acciones y movimientos corporales para hacerlo de manera correcta. Su misión es ayudar a planificar nuestras acciones para conseguir algún objetivo.

Sistema reticular:

Se trata de un conjunto de neuronas que se encentran ubicadas en el encéfalo, cerca de la médula espinal.

La función principal de este sistema es regular el estado de sueño y de vigilia. También es el encargado de filtrar la información que llega a través de los sentidos, especialmente el olfato y el oído, escogiendo aquellos datos que son de su interés y haciendo a un lado los que resultan irrelevantes, los cuales finalmente no alcanzan a llegar a la consciencia.

Cerebelo:

Se trata de una de las partes más antiguas de nuestro cerebro y está ubicado en la fosa posterior del cráneo. Se trata de un órgano sumamente compacto y la principal función es mantener un adecuado equilibrio, la coordinación muscular y los temblores. Está conectado con el cerebelo y la médula espinal, siendo imprescindible para la atención, el lenguaje y la música.

Tallo cerebral:

Está ubicado entre lo que resta del encéfalo y la médula espinal. También llamado tronco cerebral, está formado por 4 diferentes áreas que están conectadas con el diencéfalo. La tarea principal del tallo cerebral es servir de vía de circulación de casi todas las vías sensoriales, con excepción de la olfativa y la visual.

Funciones del cerebro reptiliano

La supervivencia:

La principal función es la de mantenernos protegidos ante cualquier amenaza que se presente y así mismo poder asegurar nuestra supervivencia. Aunque sin duda es una función esencial y sumamente importante, en ocasiones, sino sabemos controlarla, nos puede impedir lograr nuestras metas y objetivos vitales a la hora de enfrentarnos a situaciones nuevas. Esto es porque percibe las nuevas situaciones como posibles amenazas y prefiere quedarse en el "área segura" o zona de confort.

Regular funciones vitales básicas:

Se encarga de la regulación de nuestras funciones básicas como la respiración y las funciones cardíacas.

Evita el dolor:

Se encarga de buscar el placer y todas aquellas sensaciones que le resulten agradables a la persona.

Comportamiento territorial:

Se trata de uno de nuestros propios instintos de supervivencia, lo que nos permite que tendamos a defender nuestro hogar y así mismo cuidar de las personas más cercanas a nosotros y nuestras pertenencias.

Necesidad reproductiva:

Para asegurar la supervivencia, el cerebro reptil se encargar de activar nuestro instinto y motivación sexual que provoca que nos atraigan otras personas.

Los reflejos sexuales, que son iniciados tanto por estímulos psíquicos provenientes del cerebro como por estímulos que proceden de los órganos sexuales, convergen en la médula sacra y, en el hombre, dan como resultado, primero, la erección principalmente una función parasimpática, y luego la eyaculación, una función simpática.

CAPÍTULO 4

FUNCIONES DEL SISTEMA LÍMBICO

Las funciones de las diversas estructuras del sistema límbico se describen a continuación:

Funciones de estructuras individuales y conexiones:

Áreas	Funciones
	Funciones autonómicas que regulan la frecuencia cardíaca y la presión arterial, así como el procesamiento cognitivo, **atencional y emocional**.
Giro cingulado	La corteza cingulada rostral anterior está implicada en el **procesamiento del conflicto** y la posterior está implicada en la **selección de respuesta** y la **ejecución del movimiento**.

Giro para-hipocampal	Memoria espacial y la formación y recuperación de memorias, lo que tiene un impacto directo en nuestra capacidad para **interactuar** con el mundo que nos rodea.
Hipocampo	Memoria a largo plazo y con los procesos de aprendizaje. Presenta una actividad eléctrica de manera continua, relacionada de un modo u otro con las actividades que se estén haciendo en cada momento.También está implicado en recordar la experiencia pasada e **imaginar el futuro**
Amígdala	Ansiedad, agresión, condicionamiento del miedo; memoria emocional y cognición social. Las **respuestas automáticas** son controladas primero por la amígdala, que madura antes que la corteza cerebral del lóbulo

	frontal. Tiene un papel clave de en el **condicionamiento del miedo**, así como en diversas formas de comportamiento psicopatológico
Hipotálamo	Regula el sistema nervioso autónomo a través de la producción y liberación de hormonas. Afecta y regula secundariamente la presión arterial, la frecuencia cardíaca, el hambre, la sed, la excitación sexual y el ritmo circadiano del ciclo de sueño/vigilia.
Cuerpo mamilar	Memoria
Núcleo accumbens	Recompensa, Adicción

Olfato

Las estructuras límbicas están estrechamente relacionadas con la corteza olfativa y tienen un papel en el procesamiento de la sensación olfativa. La **amígdala** está involucrada en la respuesta emocional al olfato, mientras que otra estructura límbica, la corteza entorrinal, se ocupa de los recuerdos olfativos.

Apetito y conductas alimentarias

La **amígdala** juega un papel en la elección de alimentos y la modulación emocional de la ingesta de alimentos. El núcleo lateral del **hipotálamo** es el centro de control de la alimentación, mientras que el núcleo ventromedial funciona como el centro de saciedad.

Sueños

La tomografía por emisión de positrones (PET) y la resonancia magnética funcional (fMRI) han demostrado que el sistema límbico es una de las áreas cerebrales más activas durante el proceso de soñar. El sistema límbico probablemente entreteje las emociones primarias inconscientes con nuestros pensamientos y percepciones cognitivos conscientes y, por lo tanto, une las emociones y la memoria durante el sueño de movimientos oculares rápidos (REM) para formar el contenido de los sueños.

El núcleo supraquiasmático del **hipotálamo** es el generador del ritmo circadiano que controla el ciclo sueño-vigilia.

Las proyecciones de VLPO son de naturaleza inhibidora, ya que son ácido γ-aminobutírico-érgico y galaninérgico. El VLPO a través de su inhibición de los principales mecanismos de activación, funciona como un "interruptor de sueño", promoviendo el sueño. Su relación recíproca con las principales áreas de excitación lo ayuda a prevenir los estados intermedios de sueño y vigilia. La VLPO también promueve el sueño REM.

El área hipotalámica lateral (LHA) contiene neuronas orexinérgicas que promueven la vigilia e inhiben la VLPO promotora del sueño y las neuronas promotoras del sueño REM. También actúa como un dedo que presiona el interruptor del circuito 'flip-flop' en la posición de vigilia.

Miedo

Las respuestas de miedo son producidas por la estimulación del hipotálamo y la **amígdala**. La destrucción de la amígdala suprime el miedo y sus respuestas autonómicas y endocrinas. La amígdala también está involucrada en el aprendizaje del miedo, que se bloquea cuando la potenciación a largo plazo se interrumpe en las vías hacia la amígdala. Los estudios de imágenes han demostrado que ver rostros temerosos activa la amígdala izquierda.

Rabia y placidez

Las respuestas de rabia a estímulos menores se observan después de la eliminación de la neocorteza. La destrucción de los núcleos hipotalámicos ventromediales y los núcleos septales en animales con cortezas cerebrales intactas puede inducir la ira. La ira también puede ser generada por la estimulación de un área que se extiende hacia atrás a través del **hipotálamo** lateral hasta la materia gris central del mesencéfalo. La destrucción bilateral de la amígdala produce placidez. Sin embargo, cuando el núcleo ventromediano es destruido tras la destrucción de la amígdala, la placidez generada se convierte en rabia.

CAPÍTULO 5

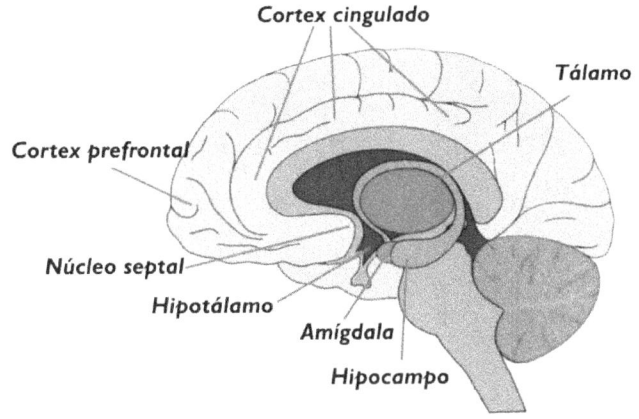

COMPONENTES DEL SISTEMA LÍMBICO

No existe un acuerdo universal sobre la lista total de estructuras que componen el sistema límbico, aunque se admite que las regiones del cerebro que lo constituyen son:

Corteza límbica

Giro cingulado

Giro parahipocampal

Formación del hipocampo

El giro dentado

Hipocampo

Complejo subicular

Amígdala

Área septal

Hipotálamo

Estas estructuras forman una red compleja para controlar las emociones.

CIRCUITO DE PAPEZ

James Papez inyectó el virus de la rabia en el hipocampo de un gato y esto le permitió averiguar la base del control cortical de la emoción, una vez que incluyó la corteza prefrontal, la amígdala y el tabique, entre otras áreas, entre ellas.

HIPOTÁLAMO

Regula, y tiene el control último, de las funciones del sistema nervioso simpático simpático y sistema nervioso parasimpático, recibiendo información desde varias fuentes:

• Nervio vago: información sobre la presión sanguínea y la distensión intestinal cuando está lleno.

- Nervio óptico: información sobre luz y oscuridad.

- Desde la formación reticular en el tronco cerebral, información sobre la temperatura de la piel.

- Desde neuronas poco usuales que forman los ventrículos, información sobre el fluido cerebroespinal incluyendo las toxinas que inducen al vómito.

- Desde otras partes del sistema límbico y el nervio olfatorio, información que ayuda en la regulación del hambre y la sexualidad, además de sensores propios que entregan información acerca del balance iónico y la temperatura de la sangre.

El hipotálamo es una zona donde se producen hormonas importantes que regulan la sed, el hambre, el estado de ánimo, así como las producción de hormonas de la hipófisis, la tiroides, las suprarrenales y las gónadas (testículos u ovarios).etc.). También actúa con los ganglios basales en el procesamiento de recompensas, formación de hábitos, movimiento y aprendizaje.

El hipotálamo se encuentra en el centro del sistema límbico en la confluencia de muchas vías neurales. Se subdivide de anterior a posterior en tres zonas: la región supraóptica, la región tuberal y la región mamilar. Las tres zonas están divididas a cada lado en áreas medial y lateral por el fórnix. Los núcleos hipotalámicos incluyen los siguientes elementos:

Zona media:

Núcleo supraóptico, núcleo paraventricular, nucleo anterior, núcleo supraquiasmático, núcleo dorsomedial, núcleo supraquiasmático, núcleo ventomedial, núcleo arqueado.

Área lateral:

Núcleo lateral, Parte del núcleo supraóptico, Núcleos tuberos laterales.

Maxilar Cuerpo mamilar, Núcleo posterior,

Circuito interno de formación del hipocampo

Eferentes del hipocampo

Las fibras eferentes de la región del hipocampo forman tres grupos: fórnix precomisural, fórnix poscomisural y fibras no fornicales. Las fibras precomisurales del fórnix pueden originarse en el cuerno de amonio o en el subículo. Estas fibras viajan dentro de la fimbria, los pilares y el cuerpo del fórnix. Las fibras del cuerno de amonio terminan exclusivamente en el núcleo septal lateral, mientras que las fibras subiculares se distribuyen al núcleo accumbens, núcleo olfatorio anterior, núcleo septal lateral, hipocampo precomisural, corteza frontal medial y giro recto. Las fibras poscomisurales terminan principalmente en el cuerpo mamilar, aunque algunas fibras también se proyectan hacia el núcleo talámico anterior, el núcleo del lecho de la estría terminal y el núcleo hipotalámico ventromedial.

Les recordamos que los ritmos circadianos regulan los cambios en las características físicas y mentales que ocurren en el transcurso de un día y que este reloj se encuentra en el hipotálamo.

Las señales del hipotálamo viajan a diferentes regiones del cerebro que responden a la luz, incluida la glándula pineal y que en respuesta a la luz, como la luz solar, la glándula pineal suspende la producción de melatonina, la hormona que provoca la sensación de somnolencia. También controla los cambios en la temperatura corporal y la presión arterial que ocurren durante el sueño.

HIPOCAMPO

La palabra hipocampo significa "caballo de mar" en griego. Es una estructura trilaminada con una capa molecular externa, una capa piramidal media y una capa polimórfica interna. En base a diferencias en citoarquitectura y conectividad, el hipocampo tiene cuatro campos, aunque para los entusiastas de la embriología, una de las zonas -CA4- es una estructura separada: el hilio dentado.

La delgada capa de fibras adyacente a la capa polimórfica del hipocampo se conoce como alveo. Estas fibras se unen para formar la fimbria y, posteriormente, los pilares del fórnix (vía eferente principal de la formación del hipocampo).

Los pilares del fórnix convergen para formar el cuerpo del fórnix, que luego forma las columnas del fórnix y pasa a través del hipotálamo hacia los cuerpos mamilares.

El hipocampo también es conocido como un sitio donde ocurre la neurogénesis; esto significa que aquí se producen nuevas células nerviosas a partir de células madre adultas. Formado en el lóbulo temporal, posee tres zonas distintas:

El giro dentado

El hipocampo propiamente dicho

El subículo

Embriológicamente, la formación del hipocampo es una extensión del borde medial del lóbulo temporal. Toda la formación del hipocampo tiene una longitud de unos 5 cm desde su extremo anterior en la amígdala hasta su extremo posterior ahusado cerca del esplenio del cuerpo calloso.

Giro dentado

La circunvolución dentada se compone de tres capas: una capa molecular acelular externa, una capa intermedia granular y una capa polimórfica interna.

Complejo subicular

El complejo subicular tiene tres componentes: el presubículo, el parasubículo y el subículo. El subículo es la zona de transición entre la corteza entorrinal de seis capas y el hipocampo de tres capas.

El hipocampo propiamente dicho

Está relacionado con la transformación de la memoria reciente para formar parte de la memoria a largo plazo y, especialmente, la memoria autobiográfica, así como en la orientación espacial.

Los recuerdos no se almacenan allí, pero de esta zona depende su activación o desactivación. Aunque no interviene en los movimientos y destrezas manuales, participa en la forma en la que vemos el tamaño de los objetos y la distancia y posición en la que están.

En cuanto al aprendizaje, del hipocampo dependerá que se consolide decisivamente.

El hipocampo, como muchas otras estructuras del cerebro, se presenta como un par, uno en cada hemisferio del cerebro.

Se asemeja a la forma de un caballito de mar y es esencialmente el centro de la memoria de nuestro cerebro.

Aquí, nuestros recuerdos episódicos se forman y catalogan para almacenarlos a largo plazo en otras partes de la corteza cerebral.

Las conexiones que se hacen en el hipocampo también nos ayudan a asociar los recuerdos con varios sentidos, como por ejemplo el olor. El hipocampo también es importante para la orientación espacial y nuestra capacidad para navegar por el mundo.

Allí se producen nuevas neuronas a partir de células madre adultas en un proceso denominado neurogénesis y que es la base de la plasticidad cerebral, la capacidad del cerebro para cambiar y adaptarse a nueva información; así conseguimos aprender cosas nuevas.

Cuando la persona se encuentra con algo amenazante, EL hipocampo compara inmediatamente la imagen con la lista almacenada de peligros. Luego, se comunica con la amígdala enviando alertas de alta prioridad (razón por la cual a la amígdala a menudo se le llama "campana de alarma") que aceleran las acciones de los sistemas hormonales/de lucha o huida.

Enfermedades del hipocampo

Debido a la participación del hipocampo en la memoria, el daño en esta área puede provocar graves deterioros de la memoria.

El daño también puede ser perjudicial para la memoria espacial, por ejemplo, recordar direcciones a lugares que deberían ser familiares para el individuo.

También puede alterar funciones cognitivas como el aprendizaje, la memoria y la navegación espacial y contribuir a síntomas de demencia como pérdida de memoria, desorientación y confusión.

También se han encontrado anomalías estructurales y neuroquímicas en los hipocampos de jóvenes con trastorno bipolar

Alzheimer

Una lesión en el hipocampo puede provocar serios problemas en esta enfermedad. Por ejemplo, quedará afectado por casos de hipoxia, encefalitis o epilepsia en el lóbulo temporal, pudiendo ocasionar amnesias.

Parkinson

En la enfermedad de Parkinson, el daño al hipocampo puede empeorar los síntomas cognitivos como la disfunción ejecutiva, los déficits visoespaciales y los problemas de memoria que experimentan muchos pacientes.

Estrés

Al tener numerosos receptores de mineralocorticoides, hormonas de la glándula suprarrenal, el estrés –incluso el postraumático-, puede hacer que algunas neuronas pierdan sus funciones y se atrofien.

Esquizofrenia

Se ha comprobado que las personas afectadas de esta enfermedad poseen un hipocampo dañado o pequeño.

Hiperactividad

Con el hipocampo dañado se percibe una gran hiperactividad, así como sensación de ansiedad debido a que impide la inhibición de algunas respuestas físicas y fisiológicas.

AMÍGDALA

El complejo amigdalino es un grupo de más de 10 núcleos que se localizan en el lóbulo mediotemporal. Los estudios han demostrado que estos núcleos tienen amplias conexiones con regiones corticales y subcorticales.

El nombre de la amígdala se refiere a su forma de almendra y sus dos partes están situadas al lado del hipocampo, jugando ambas un papel central en nuestras respuestas emocionales, incluidos sentimientos como placer, miedo, ansiedad e ira. La amígdala también agrega contenido emocional a nuestros recuerdos y, por lo tanto, juega un papel importante en la determinación de la solidez con la que se almacenan esos recuerdos. Los recuerdos que tienen un fuerte significado emocional tienden a quedarse.

Identificada por Burdach a principios del siglo XIX, la amígdala, una estructura en forma de almendra formada en lo profundo del lóbulo temporal, y en el extremo anterior del hipocampo, así como en la punta anterior del asta inferior del ventrículo lateral, se fusiona con la corteza periamigdalina, que forma parte de la superficie del uncus.

El complejo amigdaloide es estructuralmente diverso y consta de aproximadamente 13 núcleos que se dividen además en subdivisiones que tienen extensas conexiones internucleares e intranucleares. Los grandes grupos son:

Núcleos basolaterales

Núcleos de tipo cortical

Núcleos centromediales

Amígdala extendida, amígdala centromedial, sustancia innominada sublenticular y núcleo del lecho de la estría terminal.

Circuitos

La amígdala sirve para integrar el procesamiento de información entre las cortezas de asociación prefrontal/temporal y el hipotálamo. Tiene dos vías principales de salida:

1. La ruta dorsal a través de la estría terminal se proyecta hacia el área septal y el hipotálamo.

2. La ruta ventral a través de la vía amigdalofugal ventral termina en el área septal, el hipotálamo y el núcleo talámico dorsal medial.

La amígdala también tiene conexiones con el circuito de los ganglios basales a través de sus proyecciones hacia el pallidum ventral y el cuerpo estriado ventral, que se transmite de regreso a la corteza a través del núcleo dorsomedial del tálamo.

Circuito basolateral

Este circuito se transmite a través de la amígdala basolateral y consta de la corteza orbitofrontal y temporal anterior, la amígdala (especialmente la amígdala basolateral) y la división magnocelular del núcleo dorsomedial del tálamo (vía frontotalámica), que se transmite de regreso a la corteza orbitofrontal. Este circuito codifica información sobre la vida social y por ello ha sido propuesto como sustrato de la capacidad humana para inferir las intenciones de los demás a partir de su lenguaje, mirada y gestos.

Área septal

El área septal es una estructura de la sustancia gris, inmediatamente por encima de la comisura anterior que tiene extensas conexiones recíprocas con el hipocampo. También se proyecta hacia los núcleos de la habénula a través de la estría medular del tálamo y el hipotálamo anterior.

Amígdala cerebral

La amígdala o cuerpo amigdalino es una masa de neuronas en forma de almendra localizadas en los lóbulos temporales. Esta zona del sistema límbico está relacionada con la formación y el almacenamiento de memoria asociada a hechos o acontecimientos que nos hayan producido fuertes emociones. Se dice que la amígdala es la sede de todas las emociones. Además, estudios recientes también demuestran que este elemento tiene una fuerte implicación en la consolidación de la memoria.

Se trata de una pequeña estructura subcortical con forma de almendra, que se halla en el interior del lóbulo temporal medial adyacente, en la porción anterior del hipocampo y lindante con la corteza periamigdaloide y la corteza parahipocampal. También conforma una de las estructuras que componen el sistema límbico y, a su vez, está formada por diferentes núcleos.

La amígdala recibe información sensorial del tálamo y de la corteza sensorial. Además, recibe información de la corteza de asociación y del sistema límbico (sobre todo, en el hipocampo). Asimismo, esta estructura envía conexiones a la corteza sensorial, a la corteza frontal, al hipotálamo y a diferentes núcleos del tronco del encéfalo.

Existe una relación entre la amígdala y las emociones, pues esta estructura envía información para poner en marcha los tres componentes de una emoción (conductual, autonómico y endocrino) como respuesta a situaciones de índole variada.

Funciones

Lo que está claro es que tiene mucho que ver con las emociones. Junto con otras estructuras la amígdala cerebral juega un papel especializado en el procesamiento de las emociones.

En concreto, es la encargada la formación de emociones primarias, especialmente las de tipo negativo como el miedo. Pero, además de esto, tiene otras implicaciones funcionales, como el procesamiento de la información olfatoria.

También hay un contenido emocional unido a la experiencia, en especial aquellas que generan miedo, amenaza y sensaciones negativas. La amígdala, en estos casos, produce tanto la respuesta emocional subjetiva como la periférica (por ejemplo, cuando el miedo nos paraliza).

Es la responsable de que por ejemplo, cuando alguien nos atrae emocionalmente se nos dilaten las pupilas o que, por ejemplo, nos pongamos colorados cuando nos toca hacer una exposición.

Daños

El daño a la amígdala puede resultar en más agresión, irritabilidad, pérdida de control de las emociones y déficits en el reconocimiento de las emociones, especialmente en el reconocimiento del miedo.

El miedo:

Numerosa literatura ha implicado a la amígdala en las emociones y la información sensorial. En particular, se ha demostrado que es un componente esencial a las respuestas relacionadas con el miedo.

Es probable que los trastornos del miedo sean la causa subyacente de algunos trastornos de ansiedad en humanos, como el estrés postraumático. El análisis del condicionamiento del miedo en ratas ha sugerido que a largo plazo se produce un almacenamiento de la memoria del miedo, tanto en estudios in vitro como in vivo.

El daño a ambos lados de la amígdala puede provocar menos sentimientos de vergüenza por romper las reglas sociales, así como problemas para reconocer la corrección de las expresiones faciales de miedo y vergüenza. Esto sugiere que la amígdala puede ayudar a detectar situaciones sociales poco claras.

Se puede percibir el miedo en las expresiones faciales, mientras que deja intacto el reconocimiento de la identidad facial, lo que explicaría el deterioro que parece ser el resultado de una insensibilidad a la intensidad del miedo por las caras.

También se confirma una doble disociación entre el reconocimiento de las expresiones faciales de miedo y el reconocimiento de la identidad de un rostro, dos procesos que

pueden verse afectados de forma independiente, lo que respalda la idea de que están servidos en parte por sistemas neuronales anatómicamente separados.

Estrés y depresión:

El volumen reducido de la amígdala puede ser la base de la vulnerabilidad al estrés y la depresión. Un estudio encontró que la exposición a la violencia infantil estaba relacionada con la reducción del volumen de la amígdala, que interactuaba con el estrés posterior para predecir el empeoramiento de la depresión con el tiempo.

Trastorno bipolar:

Se han encontrado diferencias estructurales y neuroquímicas en la amígdala en personas jóvenes con trastorno bipolar, lo que sugiere una asociación entre el volumen de la amígdala y este trastorno.

Aprendizaje y memoria con componentes emocionales:

Es decisiva en el reconocimiento de emociones primarias universales, tanto en nosotros como en los otros.

Esta función explica porqué algunas personas que tienen una alteración en la amígdala tienen dificultades para reconocer las emociones de los demás.

Control de conductas motivadas.

Control de la respuesta al estrés del organismo.

Otras funciones de la amígdala cerebral como consecuencia de las mencionadas son:

Origen de la respuesta de satisfacción, sobre todo en aquellas conductas relacionadas con la ingesta de alimentos.

Intervención de la respuesta sexual, ya que aporta los factores de motivación y predisposición.

Gestión de las relaciones sociales por su involucración en el reconocimiento e interpretación de las emociones primarias y del contenido emocional de las caras de otras personas.

La amígdala no solo modifica la fuerza y el contenido emocional de los recuerdos; también juega un papel clave en la formación de nuevos recuerdos específicamente relacionados con el miedo.

Los recuerdos aterradores pueden formarse después de solo unas pocas repeticiones. Esto hace que el "aprendizaje del miedo" sea una forma popular de investigar los mecanismos de formación, consolidación y recuperación de la memoria.

Los investigadores de QBI (Queensland Brain Institute -Química Bioinorgánica) están trabajando en el mapeo de las conexiones neuronales que sustentan el aprendizaje y la formación de la memoria en la amígdala. Los últimos trabajos se han concentrado en las propiedades del receptor γ-aminobutírico (GABA).

Este receptor está enriquecido en circuitos específicos de la amígdala y podría ser diana para el desarrollo de nuevos fármacos ansiolíticos. Suprimir o estimular la actividad en la amígdala puede influir en la respuesta automática del miedo, que se activa cuando sucede algo desagradable, como un ruido sorprendente. A través de esta investigación, los científicos de QBI han identificado receptores en la amígdala que podrían ayudar a desarrollar nuevos tipos de medicamentos contra la ansiedad.

Según la Dra. Jhaveri "El aprendizaje del miedo lleva a la clásica respuesta de huir o pelear (aumento del ritmo cardíaco, boca seca, palmas sudorosas), pero la amígdala también juega un papel en la producción de sentimientos de temor y desesperación, en el caso de fobias o TEPT, por ejemplo".

La amígdala y la corteza auditiva

La voz humana lleva el habla, así como importantes señales no lingüísticas que influyen en nuestras interacciones sociales. Entre estas señales que florecen nuestro comportamiento y comunicación con otras personas está el estado emocional percibido del hablante.

Un marco teórico para las etapas de procesamiento neural de la prosodia emocional ha sugerido que la emoción auditiva se percibe en múltiples que implican un análisis auditivo de bajo nivel y la integración de la información acústica seguida de una cognición de nivel superior. Sin embargo, la evidencia empírica para esta cadena de procesamiento de varios pasos aún es escasa.

Se empleó resonancia magnética para medir la actividad cerebral mientras los voluntarios escuchaban vocalizaciones no afectivas del habla transformadas en un continuo entre la ira y el miedo. Los análisis disociaron los efectos de adaptación neuronal inducidos por la similitud en el contenido emocional percibido entre estímulos consecutivos de aquellos inducidos por su similitud acústica. Encontramos que las regiones auditivas bilaterales sensibles a la voz, así como la amígdala derecha, codificaron la diferencia física entre estímulos consecutivos.

La amígdala y las áreas auditivas codifican predominantemente la información acústica relacionada con la emoción, mientras que las regiones insulares y prefrontales más anteriores responden a la representación abstracta y cognitiva del afecto vocal.

Discriminar entre señales auditivas de diferente valor afectivo es fundamental para una interacción social exitosa. Comúnmente se sostiene que la decodificación acústica de tales señales ocurre en el sistema auditivo, mientras que la decodificación afectiva ocurre en la amígdala.

Sin embargo, dado que la amígdala recibe proyecciones subcorticales directas que pasan por alto la corteza auditiva, es posible que también ocurra alguna decodificación acústica en la amígdala, cuando las características acústicas son relevantes.

Los resultados en las pruebas muestran que tanto la amígdala como la corteza auditiva respondieron de manera diferente a las características físicas de la voz, lo que sugiere que la amígdala y la corteza auditiva decodifican la cualidad afectiva de la voz no solo procesando el contenido emocional de las características acústicas previamente procesadas, sino también procesando las características acústicas mismas, cuando son relevantes para la identificación del valor afectivo de la voz.

La corteza auditiva, por ejemplo, es sensible a las señales de voz de alta frecuencia cuando nos lleva a la ira y al miedo, mientras que diferentes en la alegría. La amígdala es muy sensible al tono vocal entre las emociones vocales negativas que se reconocen instantáneamente por la amígdala mediante proyecciones subcorticales directas.

Mientras que la amígdala podría estar involucrada específicamente en una decodificación tosca del valor emocional de las voces y la música, el hipocampo podría procesar emociones vocales y musicales más complejas, y podría desempeñar un papel importante, especialmente en la decodificación de las emociones musicales al proporcionar información basada en la memoria y la música.

Los resultados en las pruebas muestran que la activación de la amígdala por sonidos emocionalmente significativos como reír y llorar es independiente de la participación emocional, lo que sugiere que el aspecto de reconocimiento de patrones de estos sonidos es crucial para esta activación.

TÁLAMO

El tálamo se define como la estructura cerebral situada encima del hipotálamo. Todos los estímulos sensoriales (menos el olfato) pasan por esta zona de nuestro sistema límbico para después ser derivados a zonas más específicas.

Esta parte de nuestro cerebro tiene la función principal de comportarse como núcleo de conexión y asociación de estímulos e información de carácter emocional.

HIPOTÁLAMO

Este pequeño elemento de nuestro sistema nervioso emocional es el responsable de muchísimas funciones neuronales, siendo la zona del cerebro más importante para la gestión y coordinación del equilibrio de nuestro cuerpo.

Este equilibrio se conoce como homeostasis y es el proceso mediante el cual nos regulamos y podemos llegar a mantenernos estables en nuestro entorno.

Recientemente se ha descubierto que percibe los niveles de una proteína llamada leptina cuando comemos demasiado y, como respuesta a esos niveles, disminuye nuestro apetito.

También regula conductas tales como los ciclos del sueño y el mantenimiento de la temperatura corporal.

Daños

Los daños o anomalías en el hipotálamo se han relacionado con varias afecciones como ansiedad, depresión, trastorno bipolar, agresión y trastorno obsesivo-compulsivo.

La hiperactividad en esta zona puede provocar ansiedad y agitación excesivas, mientras que la hipoactividad puede contribuir a la depresión y la falta de motivación.

El estrés crónico y los niveles elevados de cortisol asociados con la disfunción hipotalámica pueden predisponer a algunas personas a sufrir trastornos del estado de ánimo.

Su relación con el eje hipotálamo-pituitaria-suprarrenal y con factores genéticos o la exposición al estrés en los primeros años de vida, pueden hacer que algunas personas sean más vulnerables al trastorno de estrés postraumático y los trastornos del estado. de ánimo en el futuro.

GANGLIOS BASALES

Los ganglios basales participan de forma indirecta en el sistema nervioso emocional, estos se encargan de gestionar nuestras respuestas motoras (gestos o expresiones) relacionadas con los estados emocionales producidos por las otras partes del sistema límbico.

GIRO CINGULADO

Se cree que esta área ayuda a regular las emociones, el comportamiento y el dolor, además de ser responsable de controlar la función motora autónoma.

Puede estar involucrada en el miedo y la predicción y evitación de estímulos negativos mediante el seguimiento de la respuesta del cuerpo a experiencias desagradables.

Daños

El daño puede provocar que las emociones sean inapropiadas, falta de miedo, deterioro de la sensación de dolor y problemas de aprendizaje.

Esta región también ha mostrado diferencias en estructura en personas con autismo, depresión, trastorno obsesivo-compulsivo, trastorno de estrés postraumático y trastorno bipolar, incluso esquizofrenia. Asimismo, se han apreciado una reducción de los volúmenes de materia gris en la corteza cingulada anterior de personas con TDAH.

LÓBULO LÍMBICO

El lóbulo límbico, situado en la cara inferomedial de los hemisferios cerebrales, consta de dos circunvoluciones concéntricas que rodean el cuerpo calloso. Se propuso que la circunvolución externa más grande se llamara "circunvolución límbica" y la interna más pequeña "la circunvolución intralímbica". La circunvolución límbica (lóbulo límbico) consiste en el istmo de la circunvolución cingulada, la circunvolución parahipocampal (ambos son continuos a través de un haz de sustancia blanca llamado "cíngulo") y el área subcallosa.

La circunvolución del cíngulo dorsal al cuerpo calloso está fuertemente interconectada con las áreas de asociación de la corteza cerebral. La circunvolución parahipocampal en el lóbulo temporal medial contiene varias regiones distintas, siendo la más importante la corteza entorrinal (ERC). El ERC canaliza información cortical altamente procesada hacia la formación del hipocampo y sirve como su principal vía de salida.

CAPÍTULO 6

RESPUESTAS NEUROLÓGICAS

Respuestas autonómicas y endocrinas a la emoción

La estimulación límbica provoca cambios en la respiración y la presión arterial. La estimulación del giro cingulado y el hipotálamo puede provocar respuestas autonómicas. Sin embargo, hay poca evidencia de la localización de las respuestas autonómicas en el circuito límbico. Las respuestas autonómicas hipotalámicas son desencadenadas por un fenómeno complejo mediado por las estructuras corticales y límbicas que procesan los impulsos y las emociones. Las respuestas de miedo y rabia mediadas por el sistema límbico provocan la estimulación de varias partes del hipotálamo, especialmente las áreas laterales y producen una descarga simpática difusa. La descarga simpática masiva durante el estrés se denomina "respuesta de huida o susto". El estrés a través de las conexiones corticales y límbicas provoca la liberación de la hormona liberadora de corticotropina (CRH) de los núcleos paraventriculares del hipotálamo. A su vez es la encargada de activar la secreción hipofisiaria de ACTH (adrenocorticotrofina) y que actúa como respuesta a las respuestas endocrinas e inmunitarias.

Comportamiento sexual

El área medial del hipotálamo es una estructura clave en el control central del comportamiento sexual masculino. Los eferentes de los sistemas olfatorios principal y accesorio se proyectan hacia la amígdala medial que envía inervaciones directas e indirectas al área que recibe información genitosensorial de la médula espinal. El núcleo subparafascicular parece ser especialmente importante para los estímulos relacionados con la eyaculación.

El hipotálamo contiene neuronas que envían oxitocina y vasopresina directas a la médula lumbosacra, mientras que la dopamina puede desencadenar la erección del pene al actuar sobre las neuronas oxitocinérgicas ubicadas en el núcleo del hipotálamo. La activación de las neuronas oxitocinérgicas que se originan en el PVN y se proyectan a las áreas cerebrales extrahipotalámicas, por la dopamina y sus agonistas, los aminoácidos excitatorios (ácido N-metil-D-aspártico) o la oxitocina misma o por estimulación eléctrica, conduce a la erección del pene. La inhibición de estas neuronas por otro lado, por GABA y sus agonistas o por péptidos opioides y fármacos similares a los opiáceos, inhibe esta respuesta sexual. La activación de estas neuronas es secundaria a la activación del óxido nítrico sintasa, que produce óxido nítrico. Al menos algunas de las entradas glutamatérgicas provienen de la amígdala medial que media el aumento de dopamina estimulado por la mujer, que a su vez mejora la capacidad copulatoria. El glutamato extracelular aumenta durante la cópula, especialmente durante la eyaculación y el aumento de glutamato facilita la cópula y los reflejos genitales.

CAPÍTULO 7

ENFERMEDADES

Aunque no se reconocen enfermedades inherentes a trastornos del sistema límbico, existen numerosos trastornos asociados, entre los cuales destacamos:

Encefalopatía

La encefalopatía TDP-43 relacionada con la edad de predominio límbico es una enfermedad diferente y tiene sus propias características.

A veces, las personas pueden presentar signos y síntomas tanto de encefalopatía TDP-43 relacionada con la edad de predominio límbico como de enfermedad de Alzheimer.

Las personas pueden repetir con frecuencia lo que dijeron, olvidarse de las cosas y tener dificultad para encontrar las palabras correctas durante conversaciones. También pueden tener dificultad para comprender palabras.

Adicción y motivación

El circuito de recompensa que subyace al comportamiento adictivo incluye la amígdala y el núcleo accumbens.

La amígdala juega un papel central en la recaída inducida por señales, estrés y una sola dosis de una droga de abuso, da como resultado la liberación de neurotransmisores excitatorios en áreas del cerebro como el hipocampo y la amígdala.

La vía del comportamiento motivado está involucrada en la motivación para consumir drogas de abuso y la naturaleza compulsiva del consumo de drogas.

Memoria emocional

La emoción tiene una poderosa influencia en el aprendizaje y la memoria. La amígdala, junto con la corteza prefrontal y el lóbulo temporal medial, participa en la consolidación y recuperación de los recuerdos emocionales, así como en la adquisición, extinción y recuperación de los miedos ante señales y contextos.

El hipocampo es fundamental para el almacenamiento de memoria declarativa a largo plazo.

Sistema de memoria del lóbulo temporal medial

Este sistema de memoria está involucrado en el almacenamiento de nuevos recuerdos.

Sistema de memoria diencefálico

Este circuito es importante para el almacenamiento de la memoria reciente; una disfunción de este circuito da como resultado el síndrome de Korsakoff.

Cognición social

La cognición social se refiere a los procesos de pensamiento involucrados en la comprensión y el trato con otras personas.

Ello involucra regiones que median la percepción facial, el procesamiento emocional; teoría de la mente (TOM); autorreferencia y memoria de trabajo. Juntas, el funcionamiento de estas regiones apoyaría los comportamientos complejos necesarios para las interacciones sociales.

Las estructuras límbicas involucradas son la circunvolución cingulada y la amígdala.

IMPLICACIONES CLÍNICAS

Epilepsia

La epilepsia del lóbulo temporal es la más común en adultos y, con mayor frecuencia, es causada por esclerosis del **hipocampo** y es la región más vulnerable a la hipoxia. La frecuencia y la distribución generalizada de estas anomalías cerebrales representan un trastorno del sistema límbico.

Encefalitis límbica

La encefalitis límbica es un síndrome que está presente en el carcinoma de pulmón, mama y algunos otros tumores primarios. Se desconoce el mecanismo de la enfermedad, pero se manifiesta como encefalitis que afecta principalmente al hipocampo, la amígdala, la circunvolución del cíngulo, la ínsula y la corteza orbitofrontal.

Los pacientes afectados desarrollan un inicio con pérdida de memoria, demencia, movimientos involuntarios y ataxia.

Demencia

Es probable que los cambios degenerativos en el sistema límbico tengan un papel en la génesis de las enfermedades neurodegenerativas, en particular la enfermedad de Alzheimer. Se encuentra atrofia marcada en el sistema límbico, sobre todo en la circunvolución dentada y el hipocampo. En esta enfermedad, las placas seniles y los ovillos neurofibrilares están dispersos por toda la corteza cerebral y los ganglios basales, pero el **hipocampo** y la **amígdala** suelen estar gravemente afectados.

Ansiedad

Los trastornos de ansiedad pueden ser el resultado de un fallo del hipocampo para modular la actividad de la **amígdala**. Se ha descrito un circuito del miedo que involucra a la amígdala, el cíngulo prefrontal y anterior.

Esquizofrenia

Algunos estudios insisten en que esta enfermedad está relacionada con una notable disminución del **hipocampo**, lo que ocasiona simultáneamente desorganización de la memoria y del aprendizaje, incluso paranoia.

Los estudios han demostrado volúmenes límbicos reducidos en la esquizofrenia, como el circuito de Papez. La evidencia de esto es la distorsión de la organización neuronal cortical, la disminución del tamaño del hipocampo y la reducción del número de células GABA en el tálamo anterior con la excitotoxicidad del glutamato. El otro circuito involucrado es el circuito basolateral que media los déficits de cognición social en la esquizofrenia.

Trastornos afectivos

Los estudios han demostrado variación en los volúmenes de los lóbulos frontales, los ganglios basales, la amígdala y el hipocampo en los trastornos afectivos. Los estudios funcionales han revelado una disminución de la actividad cingulada anterior y prefrontal en los trastornos afectivos. El cingulado anterior es el centro para la integración de la atención y la salida emocional y ayuda al control esforzado de la excitación emocional.

Recientemente, los investigadores postularon que este espectro de sintomatología afectiva y cognitiva representa la disfunción dentro de una única red extendida: la red límbica anterior, que incluye regiones como el tálamo, el cuerpo estriado y la amígdala. La disfunción de este sistema se sugiere en el trastorno bipolar, pero su papel en la depresión no está claro.

TDAH

Hay pruebas que demuestran que este tipo de trastorno atencional surge por un agrandamiento en la zona del **hipocampo** y las **amígdalas.** Al estar involucradas numerosas neuronas sobreexcitadas, los niños presentan desinhibición conductual y emocional.

Las estructuras límbicas se han implicado en la génesis del trastorno por déficit de atención/hiperactividad (TDAH).

El hipocampo agrandado en niños y adolescentes con TDAH puede representar una respuesta compensatoria a la presencia de alteraciones en la percepción del tiempo, procesamiento temporal y búsqueda de estímulos asociados con el TDAH.

Las conexiones interrumpidas entre la amígdala y la corteza orbitofrontal pueden contribuir a la desinhibición conductual que se observa en las personas con TDAH.

Síndrome de Kluver-Bucy

El síndrome de Kluver-Bucy se debe a una destrucción bilateral del cuerpo amigdalino y la corteza temporal inferior. Se caracteriza por agnosia visual, placidez, hipermetamorfosis, hiperoralidad e hipersexualidad. Este trastorno puede ser causado por muchas condiciones, incluido un traumatismo cerebral; infecciones que incluyen herpes y otras encefalitis; enfermedad de Alzheimer y otras demencias; Enfermedad de Niemann-Pick y enfermedad cerebrovascular.

Psicosis de Korsakoff

La psicosis de Korsakoff es causada por daño a los cuerpos mamilares, núcleo dorsomedial del **tálamo** e **hipotálamo**. Es un síndrome asociado con deterioro crónico prominente de la memoria reciente y remota. La memoria reciente está característicamente más perturbada que la memoria remota. Por lo general, se conserva el recuerdo inmediato.

La confabulación puede estar marcada, pero no siempre está presente.

Autismo y Asperger

El autismo y el síndrome de Asperger implican el deterioro desproporcionado de aspectos específicos de la cognición social. Las estructuras límbicas involucradas incluyen la circunvolución cingulada y la amígdala, que median el procesamiento cognitivo y afectivo. El circuito basolateral integral para la cognición social se interrumpe en los trastornos del espectro autista.

Encefalopatía límbica

Los pacientes que sufren de esta enfermedad suelen presentar con el paso del tiempo pérdidas de memoria a largo plazo, cambios en la conducta y en algunos casos extremos convulsiones

Epilepsia psicomotora

El **hipocampo** parece ser la parte afectada, con lesiones neuronales que afecta a los lóbulos temporales. Los síntomas incluyen defectos en el tamaño de las letras al escribir y disfunciones sexuales.

Memoria a largo plazo

La memoria a largo plazo es un tipo de memoria que se codifica en el cerebro durante años. Se puede dividir en dos grandes grupos:

- La memoria explícita o declarativa que se refiere a los recuerdos que se recuerdan conscientemente como episodios de la vida. Depende principalmente del lóbulo temporal medial y del **hipocampo**, aunque también existe la teoría de que la amígdala juega un papel en esto.

- La memoria implícita o de procedimiento se refiere a los recuerdos que son responsables de aprender y recordar las habilidades motoras y cognitivas. Depende principalmente de los ganglios basales y el cerebelo.

Depresión

La depresión, un estado mental asociado con la falta de motivación, se caracteriza principalmente por la incapacidad de experimentar placer. Las personas que sufren de depresión exhiben una **amígdala hiperactiva**.

Las emociones negativas, como el dolor, la ansiedad, la frustración y el miedo, activan la amígdala, que a su vez activa el eje hipotálamo-pituitario-suprarrenal y aumenta la producción y secreción de hormonas del estrés.

Estas hormonas activan aún más la amígdala e inhiben el hipocampo y la corteza prefrontal, lo que resulta en una depresión severa. Por el contrario, se reduce la actividad de la amígdala a estímulos emocionales considerados positivos. Si se controla la magnitud de los estímulos negativos, la corteza prefrontal eventualmente inhibe la amígdala y reduce el estado de depresión.

Además, las anomalías estructurales límbicas se consideran comunes en pacientes adolescentes con depresión.

Coma profundo

En un estado de coma profundo, el sistema límbico se ve afectado junto con otras áreas del cerebro, pero aunque la actividad cerebral se ve muy reducida y la persona no es consciente de su entorno ni puede responder a estímulos externos, los sonidos y los olores siguen influyendo en la mente.

Las experiencias clínicas han informado que pacientes en coma profundo han respondido a la música y otros estímulos emocionales, lo que sugiere que el sistema límbico aún puede tener cierta actividad incluso en un estado de coma profundo y organizar nuevos mecanismos de supervivencia sin el concurso de la médula espinal.

En general, la investigación sobre el coma profundo y el sistema límbico es limitada y aún no se comprende completamente cómo se relacionan. Se necesitan más estudios para comprender mejor cómo la actividad del sistema límbico puede verse afectada durante el coma profundo y si puede haber alguna forma de estimular el sistema límbico para ayudar a mejorar la recuperación del paciente. Si esto es así y muchos pacientes en coma inducido podrían haberse recuperado simplemente con sonidos y olores, deberíamos ser más severos con la aplicación de la eutanasia sin el consentimiento expreso de esos pacientes.

Sabemos que llegado a cierto grado de enfermedad, especialmente en los ancianos, y cuando ha sido diagnosticado de deterioro cognitivo profundo, se pide la colaboración de los familiares para provocarle la muerte, la eutanasia, y así –dicen- evitarle más sufrimiento. Esto, que para muchos nos parece una forma legal de asesinato, se empieza a convertir en una práctica habitual en los hospitales, especialmente con los ancianos. Debemos aclarar que el momento de nuestra muerte no está escrito de forma indeleble en ningún lugar del universo y que toda recuperación es posible… si sabemos cómo.

CAPÍTULO 8

LOS MECANISMOS DE LA AUDICIÓN

¿Qué es el sonido?

El sonido es la consecuencia del movimiento vibratorio de un cuerpo, que al vibrar genera variaciones de presión que se propagan a través de un medio elástico, como es el aire, entre otros. Debe quedar en claro que en la producción de sonido hay transporte de energía, sin movimiento alguno de materia.

Si bien el sonido se transmite muy bien a través del aire, se transmite aún mejor a través de sólidos y de líquidos. En el vacío, el sonido no puede transmitirse por falta de material que pueda propagar las ondas vibratorias.

Los sonidos son percibidos por el oído, que detecta estas variaciones de presión, pero no todas (esto depende de la frecuencia de la vibración). Por ejemplo:

El ser humano.

No puede captar vibraciones de frecuencia de menos de 20 Hz, como así tampoco de más de

20.000 Hz, pero sí son percibidas aquellas comprendidas entre estos dos valores.

Los perros.

Pueden captar sonidos en el rango de 20 a 65.000 Hz.

Los murciélagos.

Pueden percibir sonidos en el rango de los 120 Hz hasta 250.000 Hz.

Sus características físicas son:

Se genera por vibraciones.

El sonido se genera por vibración de algún tipo de cuerpo. El sonido es un fenómeno físico y la rama de la física que lo estudia se denomina acústica.

Utiliza un medio de transmisión.

Para transmitirse, el sonido necesita algún medio, que puede ser sólido, líquido o gaseoso. La velocidad de propagación del sonido depende, entre otras cosas, de la densidad y temperatura de los distintos medios.

Propaga energía.

El sonido es una onda que propaga energía. Esta energía es la que genera la fuente que produce el sonido al vibrar y que se traduce en la energía cinética y potencial de las partículas del medio por el cual se transmite la onda.

Intensidad.

Es la fuerza con que se percibe el sonido y depende de la amplitud del movimiento oscilatorio. Físicamente, la intensidad es la cantidad de energía que propaga una onda sonora por unidad de tiempo y por unidad de área, es decir, es la potencia de una onda por unidad de área.

En forma subjetiva, decimos que un sonido es fuerte o débil. Cuando subimos el volumen de la radio, lo que hacemos es aumentar la intensidad del sonido. La intensidad se mide en decibelios. Un murmullo se ubica en unos 25 decibelios; una explosión puede tener una intensidad de 140 decibelios y dañar al oído.

Altura.

Es el número de oscilaciones por segundo. Según su altura, un sonido puede ser grave o agudo. A mayor frecuencia, más agudo resulta el sonido. A menor frecuencia, más grave.

Timbre.

Es lo que permite diferenciar el foco emisor del sonido. Gracias al timbre podemos distinguir sonidos de igual intensidad y altura. Por ejemplo, por el timbre de un sonido, somos capaces de distinguir voces humanas entre sí o el sonido de diferentes instrumentos musicales.

Duración.

Es el tiempo que dura la vibración. Puede ser largo, como una sirena de bomberos, o corto, como un chasquido de dedos.

Eco.

Es el reflejo del sonido y se produce cuando la onda vibratoria encuentra superficies perpendiculares a su paso. El oído humano es capaz de distinguir dos sonidos consecutivos siempre que hayan sido emitidos con una diferencia de al menos 0,1 segundos. Dependiendo de la velocidad de propagación del sonido en el medio, para poder percibir el eco se necesita cierta distancia entre la fuente emisora del sonido y la superficie reflectante.

Sonido o ruido

Los sonidos agradables.

Son aquellos que nos producen una sensación placentera, por ser musicales o armónicos, lo cual tiene estrecha relación con el tipo de frecuencias que contiene la onda sonora.

Los ruidos.

Carecen de periodicidad porque son producidos por ondas con una muy alta cantidad de frecuencias (en comparación con las que producen sonidos) y es precisamente esta peculiaridad lo que lleva a una sensación cerebro-sensorial desagradable o molesta.

Ambos se perciben gracias al funcionamiento del aparato auditivo, aunque no solamente. La Trompa de Eustaquio es un pequeño conducto que está detrás de la nariz y comunica el oído medio, la nariz y la garganta (rinofaringe). Es una parte esencial de nuestro sistema auditivo, porque nos permite escuchar y además protege de lesiones al oído interno.

Es importante resaltar que incluso las personas sordas son capaces de percibir los sonidos, aunque el cerebro no lo procese.

Eso mismo ocurre cuando una persona está en coma o anestesiado.

En el interior de nuestros oídos, las ondas sonoras hacen mover unos pequeños componentes llamados huesecillos que transmiten el movimiento del tímpano al oído interno. El oído interno es luego responsable de transmitir las señales al cerebro, mediante el sistema nervioso.

El nervio auditivo conecta la cóclea con los centros auditivos del cerebro. Cuando estos impulsos eléctricos llegan al cerebro, son interpretados como sonidos.

Velocidad del sonido

La velocidad del sonido es la rapidez con la que se propagan las ondas sonoras, bajo ciertas condiciones de presión y temperatura, en un medio determinado. Mientras más sólido sea el medio por el cual viaja la onda sonora y más alta sea su temperatura, mayor será la velocidad del sonido.

En el aire, si consideramos un 50 % de humedad en el ambiente, una temperatura de 20 °C y altitud al nivel del mar, la velocidad del sonido es de 1.235 km/h o 343 m/s.

Bajo las mismas condiciones, pero en el agua, la velocidad del sonido es de 1.482 m/s, unas 4,3 veces mayor, aproximadamente. Un avión supersónico es, como su nombre indica, un avión que sobrepasa la velocidad de transmisión del sonido aéreo.

Sonidos y salud

Los sonidos forman parte de nuestra vida, desde el sonido del despertador, la música, las palabras, el susurro del viento, el tráfico de la ciudad… en definitiva el sonido de todas y cada una de las cosas que nos rodean ¿Ha llegado a pensar cómo influyen los sonidos en nosotros a lo largo del día? ¿Sabía que tiene una conexión directa con nuestro sistema límbico y que es capaz de mejorar o desequilibrar nuestras emociones?

Le diremos que una música adecuada, unas palabras o una armonía acústica determinada, puede sacar a una persona de un coma. Y se lo digo con conocimiento de causa.

Hay sonidos que nos desagradan, hay sonidos que nos divierten, sonidos que nos emocionan, pero ¿Y el sonido del silencio?

En efecto, este también produce un estímulo en nosotros, por eso Simon & Garfunkel compusieron una canción detallándolo.

Expliquemos este fenómeno desde una visión neurocientífica. Son muchos los mecanismos neuronales que entran en funcionamiento cuando detectamos un sonido, pero no siempre se produce de la misma manera, ya que las vibraciones, la intensidad, la cadencia de cada uno, hacen que nuestra respuesta varíe.

Resulta más sencillo de explicar desde el punto de vista de la música, el arte de los sonidos.

Existen pocas cosas en la vida que nos estimulen más que la música, ya que con ella se libera dopamina, produciendo una sensación equiparable a la que experimentamos con la comida, el sexo o las drogas. Debo reconocer que soy músico también y que escucho música durante todo el día.

La música tiene el poder de cambiar tus emociones, tu estado de ánimo incluso tus pensamientos y opiniones ¿Se puede considerar una herramienta del alma?

Estos estímulos llegan al **hipotálamo, y al sistema límbico,** al núcleo de accumbens y el área tegmental ventral, y al circuito cerebral subcortical, donde aparecen las respuestas fisiológicas a las emociones. Existe un solapamiento del núcleo caudado, accumbens y el área prefrontal que activa un mismo sistema.

La respuesta de nuestro cerebro a la música, se centra en las áreas de control y movimiento, se puede decir que abarca sistemas cerebrales utilizados para otros fines como el lenguaje o las emociones.

Los sonidos a través del oído atraviesan el tronco cerebral, llegando a la corteza auditiva primaria, de ahí se distribuirán a redes cerebrales de percepción musical, donde se identifican melodías ya escuchadas anteriormente; se puede equiparar a una base de datos melódica.

Pero no nos olvidemos de los sonidos cuya respuesta cerebral es negativa, considerada una señal de auxilio que empieza en la amígdala y llega a la corteza auditiva. Así que las palabras y los discursos, al margen de su contenido, tienen su importancia según sea el sonido emitido.

Si queremos que el mensaje no esté condicionado, debería leerse mentalmente.

Está demostrado que los sonidos desagradables, desencadenan trastornos emocionales, incluso migrañas. Entre los sonidos peor considerados, encontramos, la fricción de un cuchillo contra un cristal, los gritos amenazantes, las palabras agresivas, la música no deseada, los golpes del vecino, los tambores de guerra... Estos ruidos son la herramienta perfecta para crear un ambiente hostil en el entorno próximo recreando situaciones en las que nos sentiremos incómodos.

Por eso nos encontramos ante una nueva herramienta de comunicación arraigada a las emociones, un sentimiento que experimentamos nosotros y los que están a nuestro alrededor. Una actividad simultánea que genera notables efectos para facilitar el diálogo y entendimiento, por lo que se puede considerar a la música como un mediador emocional.

Las ondas sonoras son detectadas por el oído y convertidas en señales neuronales que se envían al cerebro.

El oído tiene tres divisiones: el externo, el medio y el interno y las ondas de sonido hacen vibrar el tímpano que está conectado a los huesos del oído (martillo, yunque y estribo) en el oído medio que transportan mecánicamente las ondas de sonido a la cóclea sensible a la frecuencia (35 mm de longitud) con la membrana del oído interno. Aquí, haciendo uso de las células ciliadas cocleares (órgano de Corti), las ondas de sonido se convierten en señales neuronales que se transmiten al cerebro a través del nervio auditivo.

Para cada frecuencia existe una región de máxima estimulación, o región de resonancia, en la membrana basilar. La posición espacial x a lo largo de la membrana basilar de las células ciliadas que responden y las neuronas asociadas determinan la sensación primaria del tono.

Un cambio en la frecuencia de un tono puro provoca un desplazamiento de la posición de la región activada. Este cambio se interpreta luego como un cambio en el efecto del tono y los estudios con láser permitieron una medición precisa del movimiento de la membrana basilar.

Las células ciliadas cocleares (20.000) que ayudan a transmitir el sonido al cerebro, están cubiertas por estereocilios, lo que les da un aspecto piloso. Se trata de las estructuras principales que se utilizan en la transducción de sonido. Con la estimulación acústica, los estereocilios se doblan, lo que provoca una señal que va al nervio auditivo y finalmente a la corteza auditiva, lo que permite que el cerebro procese el sonido.

En el sonido más fuerte, la amplitud de flexión de los estereocilios es de aproximadamente 200 nm de diámetro (un nanómetro nm es una millonésima de mm) y en el umbral auditivo el movimiento es de aproximadamente 1 nm.

La velocidad de acción de las células ciliadas es increíblemente alta para satisfacer las asombrosas demandas de velocidad en el sistema auditivo. La detección y amplificación de la señal debe manejarse preferentemente mediante procesos que ocurren dentro de una célula ciliada. El aparato acústico no puede permitirse el "ritmo pausado" del sistema nervioso que trabaja en una escala de tiempo de varios milisegundos o más.

Asimismo, el sistema límbico está relacionado con los **acúfenos**, una condición caracterizada por la percepción de zumbidos, pitidos u otros sonidos en los oídos sin una fuente externa. Aunque las causas pueden variar, se ha descubierto que el estrés y la ansiedad, ambos regulados por el sistema límbico, pueden agravar esta afección.

La **hiperacusia,** una afección en la que el individuo experimenta sensibilidad excesiva a los sonidos cotidianos, también está influenciada por el sistema límbico. Aunque el cerebro filtra y modula los estímulos auditivos para que sean tolerables y no desencadenen respuestas negativas en las personas con hiperacusia, este mecanismo de regulación puede verse afectado. La amígdala, involucrada en la emoción y la memoria, puede procesar de manera exagerada las señales auditivas, lo que lleva a una percepción amplificada y desagradable del sonido.

LAS EMOCIONES Y LA MÚSICA

La música es un género artístico que consiste en conseguir efectos estéticos a través de la manipulación de sonidos vocales o instrumentales, dentro de un estándar cultural de ritmo, armonía y melodía.

Se asocia con ciertos aspectos de la mente humana y se considera un estímulo importante para el pensamiento lógico y matemático, la adquisición del lenguaje, el desarrollo psicomotriz y otro vasto rango de actividades sociales y mentales propias del género humano.

Se puede clasificar en función de:

- **Melodía.** Se refiere al conjunto de sonidos que, dentro de un mismo ámbito sonoro específico, suenen sucesivamente, o sea, uno después de otro, y que, al percibirse como una unidad completa de sonido, poseen identidad y significado propio. En ella tienen cabida los silencios, sirviendo de pausas en el "discurso" de la melodía, e incluso puede haber dos o más melodías simultáneas, conformando lo que se llama un "contrapunto".

- **Armonía.** En este caso nos referimos al efecto que resulta al combinar dos o más notas musicales, y que puede llegar a ser más o menos grato al oído (más o menos armónico). Un conjunto de sonidos concordantes constituye un acorde, y se reproducen todos al mismo tiempo.

- **Ritmo.** Este elemento es el que vincula a la música con el tiempo, permitiéndole transmitir cierta emoción dependiendo de la vertiginosidad, placidez o las formas con que los anteriores elementos se manifiesten. Estrictamente hablando, el ritmo no es más que los patrones existentes en la sucesión de los sonidos, la combinación específica de figuras y silencios que compone la música.

La música y el sistema límbico

Es importante destacar el papel del sistema límbico temporal medial en el procesamiento de las emociones en la voz y la música

Se cree que las estructuras cerebrales subcorticales del sistema límbico, como la **amígdala**, decodifican el valor emocional de la información sensorial.

Estudios recientes de neuroimagen, así como estudios de lesiones en pacientes, han demostrado que la amígdala es sensible a las emociones en la voz y la música. Del mismo modo, el **hipocampo** responde a las emociones vocales y musicales, pero sus roles específicos en el procesamiento emocional de la música y especialmente de las voces se han descuidado en gran medida. Actualmente se prefiere dar medicamentos psicotrópicos, antes que recomendar escuchar determinada música.

Aquí revisamos investigaciones recientes sobre emociones vocales y musicales, y describimos puntos en común y diferencias en el procesamiento neuronal de las emociones en términos de valencia emocional, intensidad emocional y excitación, así como en términos de características acústicas y estructurales de voces y música.

Mientras que la **amígdala** podría estar específicamente involucrada en una decodificación gruesa del valor emocional de las voces y la música, el **hipocampo** podría romper emociones vocales y musicales más complejas, y podría tener un papel importante,

Y puesto que el papel del sistema límbico temporal medial en el procesamiento de las emociones en la voz y la música, se cree que las estructuras cerebrales subcorticales del sistema límbico, como la **amígdala**, decodifican el valor emocional de la información sensorial.

Estudios recientes de neuroimagen, así como estudios de lesiones en pacientes, han demostrado que la amígdala es sensible a las emociones en la voz y la música. Del mismo modo, el **hipocampo**, responde a las emociones vocales y musicales, pero sus roles específicos en el procesamiento emocional de la música y especialmente de las voces se han descuidado en gran medida.

La música tiene capacidad de emocionarnos porque se procesa en áreas del cerebro que están conectadas, a su vez, con otras áreas que procesan las emociones

Teniendo en cuenta que la música está compuesta básicamente de patrones de sonidos, si los patrones musicales que escucha la persona tienen determinadas características, como familiaridad, predictibilidad, o ritmo, entonces puede activar muchas áreas del cerebro, como la corteza motora.

Sin embargo, el sistema límbico no sólo interviene en el procesamiento de las emociones. También lo hace en el almacenaje de todos aquellos recuerdos que nos impactaron o marcaron, para bien o para mal. Además, la funcionalidad no se pierde necesariamente ni con la edad, ni con los procesos demenciales de pérdida de memoria.

La música tiene una gran capacidad para activar estos almacenes, incluso los recuerdos no conscientes, porque no hace falta que sean procesados por áreas que pierden funcionalidad por la edad o por las enfermedades degenerativas como la demencia, ya que utilizan una vía directa de conexión. Si el sistema límbico almacena recuerdos emocionales que han sido intensos, la música puede ser capaz de activar intensamente determinados recuerdos.

Sonido, música y emociones

Ya sea por presencia o por ausencia, el sonido rara vez nos resultará indiferente. Salvo los ruidos de la naturaleza, como la lluvia, el agua de una cascada o el sonido del viento en un bosque, los sonidos de nuestro entorno pueden afectar a nuestro bienestar, contribuyendo a él o, por el contrario, generándonos un intenso malestar. Del mismo modo, hay sonidos que nos retraen a nuestra infancia, y no todos son agradables.

Tampoco es agradable el sonido de los acúfenos o tinnitus, ni de la música intensa del vecino, incluso el de los aviones. Se podría resumir en que los sonidos propios suelen ser tolerables e incluso agradables, pero el mismo sonido en un vecino será intolerable, tal y como ocurre en los enfermos con esquizofrenia.

En concreto, la relevancia emocional de la música se atribuye, por ejemplo, al intercambio armónico, el inicio de una voz cantada, el clímax de un crescendo o, también, a un material musical inesperado.

Hay varios parámetros musicales para la activación de las emociones que son decisivos:

Tempo

Se refiere a la velocidad de ejecución de una obra musical, lo que podría influir en la dinámica cardiovascular.

Consonancia

Los intervalos musicales –intensos y suaves– podrían estar asociados con la activación en las áreas cerebrales paralímbicas y corticales, mientras que las disonancias pueden dar lugar a una sensación de aspereza.

Volumen

El volumen o la presión del sonido físico parecen tener relevancia para las respuestas psíquicas y endocrinas a la música. Por lo tanto, el **crescendo** o aumento paulatino del volumen, conduce a una modulación específica de la actividad cardiovascular, como la expectativa musical y la tensión.

Tensión

Los sonidos musicales a menudo están estructurados en tiempo, espacio e intensidad. Varios factores estructurales en la música dan lugar a la **tensión** musical: la consonancia o la disonancia, el volumen, el tono y la manera pueden modular la tensión. La consonancia y la disonancia sensorial ya están representadas en el tronco encefálico y modulan la actividad en la **amígdala**.

La estabilidad de una estructura musical también contribuye a la tensión, como un compás estable o su perturbación (por ejemplo, por un accelerando o un ritardando, síncopas, fraseos fuera de compás, etc.). La estabilidad de una estructura tonal en la música tonal también contribuye a la tensión. Alejarse del centro tonal crea tensión y regresar a él evoca relajación.

Frecuencia

La entropía de la frecuencia de aparición de tonos y acordes determina la estabilidad de una estructura tonal y, por lo tanto, la facilidad, o la dificultad, de establecer un centro tonal. Además, la extensión de un contexto estructural contribuye a la tensión.

La incertidumbre de las predicciones para el siguiente acorde es baja durante la dominante, intermedia durante la tónica y relativamente alta durante la subdominante.

Tonos

Los tonos y armonías progresivos crean un flujo en constante cambio. La creciente complejidad de las regulaciones requiere una cantidad cada vez mayor de conocimiento para hacer predicciones precisas sobre los próximos eventos.

Tensión

Las tensiones y la liberación pueden ser importantes para un coro religioso como metáforas del pecado y la redención. Los cantos gregorianos son un buen ejemplo.

Música para recordar

La mayoría de las personas han sentido la conocida oleada de recuerdos y emociones al escuchar una vieja canción. Por lo general, estos recuerdos son recuerdos detallados del momento o período de tiempo en que escucharon esa canción o género en particular. Pero, ¿por qué estos recuerdos están tan bien conservados? ¿Y qué los hace diferentes de cualquier otro recuerdo?

Escuchar música estimula casi todas las partes del sistema límbico y sabemos que varias secciones importantes del cerebro están asociadas con este sistema, incluidos el hipocampo y la amígdala.

El **hipocampo**, que es esencialmente el "centro de la memoria" del cerebro, tiene algunas funciones importantes.

En primer lugar, está muy relacionado con los recuerdos episódicos, que son básicamente experiencias específicas en nuestras vidas. Entonces, con la ayuda de esta sección del cerebro, tiene un recuerdo detallado de un momento vergonzoso o una lesión.

También ayuda a asociar esos recuerdos con diferentes sentidos y por eso es frecuente que las personas puedan asociar claramente el olor de su primera casa con experiencias de su infancia. Las canciones que se escucharon en esa época y que ahora volvemos a escuchar, nos traen recuerdos detallados.

La **amígdala** juega un papel importante en nuestras respuestas emocionales a ciertos estímulos. Regula el miedo, el placer y la agresión y referente a la música, es lo que nos hace sentir placer cuando escuchamos ciertas canciones o melodías. Además, nuestras respuestas están apegadas a nuestros recuerdos y aquellas con un mayor significado emocional tienden a durar más y ser más detalladas. Nuestra reacción emocional a un determinado momento del tiempo, cuando se asocia con cierta música, fortalece la memoria.

Por ejemplo, muchas personas asocian ciertos villancicos navideños con la fiesta familiar, y escuchar estas canciones les hace sentir la misma alegría que sentían entonces. Recientes estudios de neuroimagen, así como estudios de lesiones en pacientes, han demostrado que la **amígdala** es sensible la voz y la música y desencadena emociones. De manera similar, el **hipocampo** responde a los estímulos vocales y musicales, pero sus roles específicos en el procesamiento emocional de la música y especialmente de las voces se han descuidado en gran medida.

Algunas expresiones vocales ya podrían recibir una evaluación emocional rápida a través de una vía subcortical hacia la amígdala, mientras que se cree que hay otras vías que se utilizan por igual para las emociones vocales y musicales.

Mientras que la amígdala podría estar involucrada específicamente en una decodificación tosca del valor emocional de las voces y la música, el hipocampo podría procesar emociones vocales y musicales más complejas, y podría desempeñar un papel importante, especialmente en la decodificación de las emociones musicales al proporcionar información basada en la memoria y la música.

En un estudio se utilizó música agradable y desagradable para evocar emociones e imágenes de resonancia magnética funcional, con el fin de determinar el procesamiento de emociones.

La música desagradable (permanentemente disonante) en contraste con la música agradable (bien afinada) mostró activaciones de la amígdala, el hipocampo, la circunvolución parahipocampal y los polos temporales.

En todas las estructuras, excepto en el hipocampo, las activaciones aumentaron con el tiempo durante la presentación de los estímulos musicales, lo que indica que los efectos del procesamiento de emociones tienen una dinámica temporal, algo que hasta ahora se ha descuidado principalmente en la literatura de imágenes funcionales.

En todas las estructuras mencionadas, excepto en el hipocampo, las activaciones aumentaron con el tiempo durante la presentación de los estímulos musicales, lo que indica que los efectos del procesamiento de emociones tienen una dinámica temporal. Las activaciones posiblemente reflejen la activación de mecanismos de función de espejo durante la percepción de las melodías agradables.

CAPÍTULO 9

LA MEMORIA

Cuando en 1978, el patólogo francés Paul Broca acuñó por primera vez el término "lóbulo límbico", en el cual describía la parte de la corteza cerebral que forma un limbo (borde) alrededor del cuerpo calloso, mencionó el gran haz de fibras que conecta las cortezas de los dos hemisferios cerebrales.

Poco a poco, se descubrió que estas estructuras cerebrales estaban asociadas con la memoria y los comportamientos emocionales, así como con el olfato, el sonido y el sabor, una combinación que también interactúa con el tacto. El resultado es que el cerebro combina estas sensaciones, que también debemos unir a los sonidos.

Existen dos estructuras vitales de esta región, como la circunvolución cingulada que extiende sobre el cuerpo calloso formando un gran arco y se separa de las cortezas frontal y parietal, así como la circunvolución parahipocampal que se encuentra sobre la superficie inferior de cada hemisferio cerebral. Sin embargo, la participación en el control de los comportamientos emocionales fue descrita por primera vez por el médico estadounidense James Papez en 1937.

Este científico propuso un circuito cerebral, conocido ahora como el circuito de Papez, que demostró que había una larga serie de circuitos nerviosos interconectados con el hipocampo y el hipotálamo a través del fórnix, un gran haz de fibras.

Con el tiempo, se definieron las siguientes estructuras:

Corteza límbica: giro cingulado y giro parahipocampal

Formación del hipocampo: giro dentado, hipocampo y corteza subicular

Amígdala

Área septal

Hipotálamo

Posteriormente, en 1952, otro médico y neurocientífico estadounidense, Paul D. MacLean, introdujo por primera vez el término "sistema límbico" para describir todo el centro neural de las emociones.

Poco a poco vimos que el sistema límbico interacciona muy velozmente (y al parecer sin que necesite mediar estructuras cerebrales superiores) con el sistema endocrino y el sistema nervioso periférico.

El sistema límbico y la memoria a largo plazo

La memoria a largo plazo es un tipo de memoria que se codifica en el cerebro durante años. Se puede dividir en dos grandes grupos:

La memoria explícita o declarativa

Se refiere a los recuerdos que se materializan conscientemente como episodios de la vida y que depende principalmente del lóbulo temporal medial y del hipocampo, aunque también existe la teoría de que la amígdala juega un papel en esto.

Los recuerdos nos permiten aprender y recordar las habilidades motoras y cognitivas. Depende principalmente de los ganglios basales y el cerebelo.

Se divide en dos grandes grupos: memoria episódica y la memoria semántica.

1-Memoria episódica

Este tipo de memoria nos permite recordar eventos pasados de los que hemos formado parte y que es relatado como un episodio, una escena donde actuamos. Al tener un componente emocional puede estar grabado de forma más fuerte en nuestra memoria, por lo que será fácil recordarlo posteriormente.

Esta memoria se asocia con el **hipocampo**.

2-Memoria semántica

Tiene una influencia decisiva el lenguaje y cómo se ha desarrollado. Se mantiene bien con el paso del tiempo, quizá porque se desarrolló en la niñez, aunque suele hacerse muy simple en la vejez.

El hecho de que ahora se simplifique o se hable con el teléfono móvil, en lugar de escribirse, ha contribuido a su deterioro.

PAPEL DE LA AMÍGDALA

El aprendizaje emocional tiene una fuerte influencia en la formación de la memoria y su consolidación a largo plazo y aunque se trata de un procedimiento lento, los recuerdos suelen estar bien consolidados.

La amígdala está involucrada principalmente en el aprendizaje emocional, y regula varias etapas de la formación de la memoria en otras regiones del cerebro, como el hipocampo y la corteza prefrontal.

Se asocia con la consolidación y recuperación de recuerdos emocionales. Sin embargo, también juegan un papel muy importante el lóbulo temporal medial, incluido el hipocampo, la corteza entorrinal y la corteza perirrinal; todos desempeñan un papel fundamental en la formación de la memoria declarativa, la consolidación de la memoria y la formación de la memoria del miedo contextual. Además, la amígdala influye en el eje hipotálamo-pituitario-suprarrenal para liberar hormonas del estrés que posteriormente regulan la consolidación de la memoria y el almacenamiento en el cerebelo.

La consolidación de cualquier información nueva que pase a formar parte de la memoria a largo plazo, ocurre principalmente durante el sueño, aunque tanto el neocórtex como el hipocampo también juegan un papel importante en el aprendizaje y la formación de la memoria. Se ha demostrado que las células nerviosas activadas de estas dos regiones del cerebro en las ratas entrenadas generan señales eléctricas de alta frecuencia simultáneamente durante el sueño, lo que sugiere que estas regiones funcionan en armonía para regular el proceso de aprendizaje de una nueva tarea y la posterior consolidación de la memoria.

Esta consolidación y la recuperación de la memoria contextual también están reguladas por la interacción entre la amígdala, el hipocampo y la corteza prefrontal. El hipocampo ventral o anterior participa en la formación de la memoria que diferencia fuertemente entre contextos al transmitir los recuerdos a la corteza prefrontal, que posteriormente facilita la recuperación de recuerdos relacionados con objetos específicos.

Los eventos emocionales a menudo alcanzan un lugar privilegiado en la memoria.

Las interacciones emoción-memoria ocurren en varias etapas del procesamiento de la información, asociándose la reactivación de asociaciones emocionales latentes con el recuerdo de episodios personales del pasado remoto.

CAPÍTULO 10

SISTEMA LÍMBICO Y EMOCIONES

Los trastornos o conductas que están relacionados con la disfunción/daño del sistema límbico (por ejemplo, lesiones traumáticas o envejecimiento) incluyen:

Comportamiento desinhibido: la persona no considera el riesgo de los comportamientos e ignora las convenciones/reglas sociales.

Aumento de la ira y la violencia: comúnmente relacionado con daño a la amígdala.

Hiperexcitación: el daño a la amígdala, o el daño a partes del cerebro conectadas a la amígdala, puede causar un aumento del miedo y la ansiedad. Los trastornos de ansiedad a veces se tratan con medicamentos que se dirigen a áreas de la amígdala para disminuir las emociones basadas en el miedo.

Hipoarousal: Puede causar poca energía o falta de impulso y motivación.

Hiperoralidad/Síndrome de Kluver-Bucy: Se caracteriza por daño a la amígdala que puede conducir a un aumento del deseo de placer, hipersexualidad, comportamiento desinhibido e inserción de objetos inapropiados en la boca.

Desregulación del apetito: los comportamientos destructivos relacionados con la hiperoralidad o la disfunción del tálamo pueden incluir comer en exceso, atracones o comer emocionalmente.

Problemas para formar recuerdos: el daño al hipocampo puede incluir pérdida de memoria a corto o largo plazo.

El aprendizaje suele verse muy afectado por el daño del hipocampo, ya que depende de la memoria.

Trastornos cognitivos, por ejemplo, la enfermedad de Alzheimer: las investigaciones muestran que las personas con Alzheimer y pérdida de memoria generalmente han experimentado daños en el hipocampo. Esto provoca pérdida de memoria, desorientación y cambios de humor. Algunas de las formas en que el hipocampo puede dañarse incluyen daño por radicales libres/estrés oxidativo, falta de oxígeno (hipoxia), accidentes cerebrovasculares, convulsiones y epilepsia.

Sistema límbico y miedo

El sistema límbico, especialmente la amígdala y el hipocampo, juegan un papel vital en el control de varios comportamientos emocionales, como el miedo, la ira, la ansiedad, etc. La red límbica anterior y las regiones relacionadas, incluida la corteza orbitofrontal y la amígdala, son los principales actores en la regulación de tales emociones.

La interacción entre el hipocampo dorsal, la amígdala basolateral y la corteza prefrontal medial es esencial en el condicionamiento del miedo, que requiere de una situación que induzca el miedo y la experiencia emocional asociada con ella. En una situación de miedo, la activación del hipocampo dorsal no depende del condicionamiento previo del miedo.

Esto sugiere que el **hipocampo** solo codifica información espacial de una situación de miedo, pero no está asociado con experiencias emocionales relacionadas con ella. Por el contrario, la activación de la **amígdala** basolateral ocurre solo si el sujeto está condicionado por un miedo particular.

Esto indica que la amígdala codifica específicamente las propiedades emocionales de una situación que induce al miedo. Es interesante notar que el fallo del cingulado anterior y el hipocampo para modular apropiadamente la actividad de la amígdala, puede resultar en trastornos de ansiedad.

Sistema límbico y conducta estresante

La respuesta de lucha o huida, también conocida como respuesta de estrés agudo, es un mecanismo de supervivencia que permite a las personas reaccionar rápidamente ante una situación que amenaza la vida.

El sistema límbico juega un papel fundamental en el control de dicho comportamiento.

Las señales neuronales que surgen de cualquier situación estresante activan la amígdala, que posteriormente procesa la información y activa el **hipotálamo**.

Posteriormente, el hipotálamo envía descargas simpáticas a la glándula suprarrenal y facilita la liberación de adrenalina en la sangre.

Esto, a su vez, activa varias respuestas autonómicas para desencadenar la respuesta de lucha o huida.

El cortisol (hidrocortisona)

Después del aumento inicial de adrenalina, el hipotálamo activa el eje hipotálamo-pituitario-suprarrenal para suprimir la descarga simpática. En caso de condiciones estresantes persistentes, el hipotálamo secreta la hormona liberadora de corticotropina y activa la glándula pituitaria (hipófisis) para que libere la hormona adrenocorticotrópica (ACTH), la cual activa la glándula suprarrenal y facilita la secreción de cortisol para mantener el cuerpo en alerta máxima. Después de descartar por completo la situación estresante, el hipotálamo activa el sistema nervioso parasimpático e inhibe la respuesta al estrés.

Todo el cortisol secretado deriva del colesterol circulante en condiciones basales y como resultado de la estimulación aguda con adrenocorticotropina (ACTH), a su vez producida por la hormona liberadora de corticotropina (CRH).

Aunque el cortisol se considera a nivel popular una hormona perjudicial, los cierto es que supone un mecanismo de defensa importante y decisivo, pues ante una situación de estrés aumenta los azúcares (la glucosa) en el torrente sanguíneo, mejora el uso de glucosa en el cerebro y aumenta la disponibilidad de sustancias que reparan los tejidos. Como contrapartida, suprime el sistema inmunológico, y disminuye la formación ósea.

Los niveles de cortisol se asociaron negativamente con el rendimiento de la memoria y su liberación interrumpe la estructura de la circunvolución parahipocampal y afecta su capacidad para recuperar información.

La terapia musical puede reducir los niveles de cortisol en algunas situaciones.

SEXUALIDAD

Sistema límbico y comportamiento sexual

El comportamiento sexual masculino está predominantemente controlado por el área preóptica medial del **hipotálamo** que es activada por las hormonas gonadales que facilitan la liberación de dopamina al aumentar la actividad de la óxido nítrico sintasa (NOS), que en conjunto induce varios comportamientos sexuales.

El aumento de óxido nítrico eleva aún más la liberación de dopamina. El aminoácido L-Arginina tiene un papel importante en este proceso.

CAPÍTULO 11

TRATAMIENTO

Existen varias plantas que se cree que tienen efectos positivos en el sistema límbico y pueden mejorar el estado de ánimo, la relajación y la concentración. Se suelen tomar en infusión, aunque también son válidas en pastillas. El olor es una de sus mejores características y puede ser empleado sin necesidad de ingerir la planta.

Los aceites esenciales, por ejemplo, pueden tener efectos espectaculares sobre la función límbica y cómo se siente la persona. Esto es cierto porque las fuertes fragancias que contienen, que se encuentran dentro de moléculas volátiles que pueden llegar al torrente sanguíneo, viajan directamente a través de la barrera hematoencefálica muy rápidamente.

Puesto que el hipocampo participa en el olfato, las moléculas aromáticas contenidas en los aceites esenciales interactúan con esta zona y con sensores en la cavidad nasal, los pulmones, los poros y más.

Las investigaciones muestran que el bulbo olfatorio proyecta información en la parte ventral del hipocampo, y el hipocampo envía axones al bulbo olfatorio principal (incluido el núcleo olfatorio anterior y la corteza olfatoria primaria). Así es como se unen los recuerdos y los olores. Una vez activados, los sensores emiten fuertes señales emocionales basadas en olores que comienzan en el hipocampo y se extienden por el resto del cuerpo hasta lugares como el corazón y el tracto digestivo.

Debido a que los aceites esenciales pueden afectar la memoria, equilibrar los niveles hormonales y respaldar en general las funciones saludables del sistema límbico, la evidencia científica ha demostrado que la inhalación de aceites esenciales puede ser una de las formas más rápidas de crear beneficios fisiológicos o psicológicos. Estos incluyen disminuir la ansiedad, la ira o incluso la fatiga.

DIFERENTES AROMAS

Existen varios olores que pueden afectar el sistema límbico y desencadenar respuestas emocionales. Algunos de estos olores incluyen:

Lavanda *(Lavandula angustifolia, Lavandula officinalis)*

La lavanda o espliego son de la misma familia y ambas poseen alcoholes terpénicos llamados geraniol y linalol .

Son conocidas por su capacidad para reducir la ansiedad y el estrés, y se ha utilizado en la aromaterapia para promover la relajación y mejorar el sueño.

El aceite esencial de lavanda es uno de los más estudiados tanto desde el punto de vista químico como clínicamente, y destaca por sus propiedades sedantes sobre el sistema nervioso central.

Entre los componentes más importantes del aceite esencial de lavanda se encuentran: a-pineno, b-pineno, limoneno, 3-octanol, linalol, acetato de linalilo, 1-borneol, lavandulol, y acetato de lavandulilo, terpenos de bajo peso molecular. El efecto ansiolítico de esta esencia se relaciona con la acción que ejercen las moléculas volátiles sobre el receptor GABA.

Estudios efectuados en ratones, evidencian modulación de linalol sobre la transmisión glutaminérgica y GABAérgica, sin dilucidar aún el mecanismo de acción especifico para este compuesto sobre el SNC.

Las observaciones realizadas en animales han probado el efecto ansiolítico, sedante, hipotérmico y anticonvulsivante del aceite de lavanda.

Este último efecto se explicaría porque el linalol inhibe la unión de glutamato a la corteza cerebral.

Rosa *(Rosa canina):*

El aroma de las rosas se ha asociado con el amor, la pasión y la alegría, y puede ayudar a mejorar el estado de ánimo.

Cítricos: Los olores cítricos como el limón, el pomelo y la naranja pueden ayudar a aumentar la energía y mejorar la concentración.

Vainilla: La vainilla es un aroma reconfortante que puede ayudar a reducir la ansiedad y el estrés.

Menta *(Menta piperita):*

La menta tiene propiedades refrescantes y estimulantes, y puede ayudar a aliviar el cansancio y mejorar el enfoque.

Jazmín: El aroma del jazmín puede ayudar a reducir la ansiedad y mejorar el estado de ánimo, y se ha utilizado en la aromaterapia para promover la relajación.

Eucalipto *(Eucalyptus globulus):*

El eucalipto tiene propiedades descongestionantes y puede ayudar a mejorar la respiración y reducir la congestión nasal.

Es ligeramente estimulante.

EFECTOS GENERALES

1. Manzanilla *(Matricaria chamomilla)*

La manzanilla es una hierba popular que se utiliza para promover la relajación y reducir la ansiedad. Se ha demostrado que la manzanilla tiene propiedades antiinflamatorias y antioxidantes.

Se emplea popularmente para mejorar la digestión y la excitación nerviosa, así como para mejorar el sueño. Tiene acciones positivas en la función biliar y el reumatismo, así como contra las neuralgias y la fiebre intermitente.

2. **Valeriana** *(Valeriana officinalis):*

La valeriana es una planta que se ha utilizado tradicionalmente para tratar el insomnio y reducir la ansiedad. Se cree que tiene efectos sedantes y puede ayudar a relajar el sistema nervioso.

Paradójicamente, dosis altas o prolongadas puede provocar intranquilidad y nerviosismo.

Se emplea en el hipertiroidismo y para corregir los calambres por agotamiento muscular. Externamente alivia los dolores musculares y neurálgicos.

3. **Bacopa** *(Bacopa monnieri):*

Es actualmente la planta más empleada en la mejora de las habilidades cognitivas, incluso en las personas mayores.

La Bacopa monnieri puede ser capaz de aumentar la memoria por la enzima triptófano hidroxilasa (TPH2) y el aumento de la expresión del transportador de serotonina (SERT).

La acción se produce en las áreas del cerebro involucradas con la memoria, como el **hipocampo** y la **amígdala** basolateral. Estos cambios coinciden con el aumento de la memoria que se ve en los estudios con humanos, donde el uso después de 2 semanas implica la mejora dendrítica como una explicación probable para la mejora de la memoria.

4. **Rhodiola** *(Rhodiola rosea)*:

La rhodiola es una planta adaptogénica que se utiliza para mejorar la resistencia al estrés y mejorar el estado de ánimo. Se ha demostrado que la rhodiola tiene propiedades antioxidantes y antiinflamatorias.

Se cree que fortalece el sistema nervioso, combate la depresión, mejora la inmunidad, eleva la capacidad para hacer ejercicio, mejora la memoria, ayuda a la reducción de peso, aumenta la función sexual y mejora la libido.

Es adaptógena y protectora frente al estrés (neuronal, cardio, hepato)

Estimula el sistema nervioso central incluidas funciones cognitivas como la atención, la memoria y el aprendizaje

Efecto antidepresivo y ansiolítico

5. **Kava** *(Piper methysticum)*

Kava kava, también llamada Piper methysticum, es un arbusto y miembro de la familia de los pimientos autóctono de las islas del Pacífico Sur. Kava kava tiene una larga historia como medicina herbaria, especialmente para el tratamiento de la ansiedad, la depresión, el insomnio y el dolor leve.

Según la "Referencia de suplementos y hierbas estándar naturales: revisiones clínicas basadas en evidencia", investigaciones limitadas indican que Kava kava puede reducir la actividad excesiva dentro de la región de la amígdala y el sistema límbico en general, que es la parte del cerebro asociada con los trastornos de ansiedad. .

La kava kava no es adictiva y ha sido aprobada para su uso con insomnio y ansiedad en Alemania y Suiza.

6. **Hierba de San Juan** (*Hypericum perforatum*)

La hierba de San Juan es una planta de flores amarillas que se utiliza para preparar infusiones, extractos y comprimidos para el alivio de la depresión, la ansiedad y los trastornos del sueño. Funciona principalmente aumentando los niveles de serotonina en el cerebro. Según un estudio paquistaní en ratas publicado en una edición de 2009 del "Pakistan Journal of Pharmaceutical Sciences", la hierba de San Juan tiene un efecto significativo sobre las hormonas y neurotransmisores relacionados con el estrés y reduce el impacto del estrés en la amígdala y otras estructuras. en el cerebro.

Nutrientes

1. **Ácidos grasos omega-3**:

   Los ácidos grasos omega-3, que se encuentran en alimentos como el pescado graso, las nueces y las semillas de lino, son importantes para la salud del cerebro y se cree que tienen efectos positivos en el estado de ánimo y la salud mental.

2. **Vitaminas del complejo B**:

   Las vitaminas B, como la B6, la B9 y la B12, son importantes para el funcionamiento del sistema nervioso y se cree que tienen efectos positivos en el estado de ánimo y la salud mental.

3. **Magnesio**:

   El magnesio es un mineral que se encuentra en alimentos como las nueces, las semillas y las verduras de hoja verde. Se cree que tiene efectos relajantes y puede ayudar a reducir la ansiedad y el estrés.

4. **Triptófano**:

   El triptófano es un aminoácido que se encuentra en alimentos como el pavo, el pollo, los plátanos y los lácteos. El triptófano es un precursor de la serotonina, un neurotransmisor que se asocia con el estado de ánimo y la salud mental.

5. **Antioxidantes**:

   Los antioxidantes, como la vitamina C y la vitamina E, se encuentran en frutas y verduras y se cree que tienen efectos positivos en la salud del cerebro y el sistema nervioso.

6. La **fosfatidilcolina:**

   (También llamada lecitina) es un fosfolípido que, junto con las sales biliares, ayuda a la solubilización de los ácidos biliares en la bilis. Se extrae de la yema de huevo, de los granos de soja mediante extracción mecánica, o químicamente usando hexano..

   La fosfatidilcolina es uno de los principales constituyentes de las bicapas lipídicas de las membranas celulares, siendo muy importante para el hipotálamo.

Siendo una sustancia esencial para el mantenimiento de cada célula del organismo algunos investigadores, se está empleando para desacelerar el envejecimiento oxidativoy promover las funciones cognitivas en pacientes con demencia.

TRATAMIENTO CON AROMATERAPIA

La aromaterapia es una terapia complementaria que utiliza aromas sintéticos o naturales con el fin de alcanzar efectos terapéuticos en el organismo.

Se entiende como aroma natural al producto obtenido de las plantas aromáticas, llamadas esencias o aceites esenciales. Las plantas aromáticas corresponden a plantas medicinales, cuyas esencias son fitomedicamentos.

La fitoaromaterapia moderna estudia los efectos de los aceites esenciales, los cuales son mezclas de sustancias aromáticas volátiles. Cada aceite esencial contiene una mezcla algo equilibrada de constituyentes, cuyas propiedades aromáticas dependen de la interrelación molecular de sus componentes. De ahí la necesidad de utilizar un procedimiento de obtención de estos aceites, que respete adecuadamente estos vínculos.

Por esta razón, en aromaterapia, solo los aceites esenciales obtenidos por destilación en corriente de vapor de agua y expresión mecánica, satisfacen la normas para su uso terapéutico; se reservan los procedimientos de extracción con solventes orgánicos y enfloración para la obtención de esencias de uso como perfume.

Debido a la permeabilidad y alta lipofilia de los aceites esenciales, éstos pueden llegar al organismo penetrando a través de la piel, las mucosas y el tracto gastrointestinal, por lo tanto, se pueden administrar por vía dérmica, respiratoria u oral.

Por vía respiratoria o inhalatoria destacan 2 formas de administración: las inhalatorias propiamente y las difusiones atmosféricas. Esta última tiene la ventaja de ser no invasiva para el paciente, puesto que las moléculas que conforman la esencia se esparcen en la atmósfera en forma de micropartículas con la ayuda de un difusor, así, estas micropartículas entran de manera directa en contacto con los sistemas límbico y nervioso central, a través del órgano olfativo.

La codificación del estímulo olfatorio no está dilucidada con exactitud. Sin embargo, se sabe que:

— En las células receptoras olfatorias reaccionan varios odorantes: un tipo de receptor determinado no está dedicado a un solo odorante.

— Las células receptoras olfatorias muestran diferentes respuestas a los mismos odorantes: algunas células olfatorias reaccionan mejor a un odorante que otro.

— Cada odorante produce un patrón único de actividad dentro de una población de receptores, y este patrón se transmite al SNC donde es interpretado como ese odorante.

La región olfatoria es el único lugar del organismo donde el SNC está estrechamente relacionado con el mundo exterior. Así los estímulos olfativos llegan directo a las centrales más internas del cerebro y especialmente al sistema límbico.

Después de un mensaje olfatorio, el aroma atraviesa la corteza rinencefálica a través de numerosas fibras nerviosas y alcanza las centrales de control superior del cerebro como el hipotálamo, la glándula hormonal superior y el **tálamo** que es el centro más importante para los estímulos sensoriales.

Estas glándulas constituyen, en su conjunto el sistema más primitivo del organismo humano,

El sistema límbico al tratarse de un conjunto de núcleos cerebrales y zonas corticales muy ligados entre sí, coordinan el comportamiento emocional y los impulsos condicionados por los instintos. Además se le atribuyen centros de funcionamiento esencial para la capacidad de memorización y aprendizaje.

Los efectos de la aromaterapia sobre el organismo pueden clasificarse en terapéuticos o tóxicos, en dependencia de la forma de administración del aceite, dosis y susceptibilidad del paciente.

Los aceites esenciales, en general, comparten ciertas propiedades terapéuticas como la antiséptica, antiinflamatoria y cicatrizante, pero cada esencia destaca por alguna propiedad única y su efecto va a depender de la interacción molecular de sus componentes.

Relación con la angustia y la ansiedad

En este contexto se han desarrollado numerosos estudios a nivel mundial, en los que se ha observado un efecto ansiolítico de la ciertos aceites esenciales administrados tanto en inhalaciones, como difusión atmosférica y a través de masajes.

La ansiedad es una experiencia emocional universal. La ansiedad normal surge en respuesta a exigencias de la vida cotidiana: opera como señal para buscar la adaptación, suele ser transitoria y se percibe como nerviosismo y desasosiego justificado. La ansiedad patológica, en cambio, se manifiesta de manera persistente, sin relación clara, intensa, autónoma respecto a los estímulos medio ambientales, desproporcionada a los eventos que la causan y generadora de conductas evitativas.

La angustia y la ansiedad constituyen problemas importantes que afectan la salud mental en Chile y el mundo.

Estos problemas se ven acentuados en poblaciones sometidas a altos niveles de estrés, como son los trabajadores expuestos a los acelerados cambios tecnológicos en las formas de producción, que afectan consecuentemente sus rutinas de trabajo, modifican su entorno laboral y aumentan la aparición o el desarrollo de enfermedades crónicas por estrés.

Relación con el estrés

El estrés a nivel laboral es una importante causa de ausentismo, influye en las decisiones incorrectas, juicios erróneos y en una baja moral del personal, que acarrea consigo repercusiones tanto a nivel de productividad como a nivel económico, para las organizaciones donde estos trabajan.

El estrés genera inicialmente alteraciones fisiológicas, pero su persistencia en el tiempo produce al final serias alteraciones de carácter psicológico y, en ocasiones, falla de órganos blanco vitales. Entre las alteraciones más frecuentes se describen: ansiedad, insomnio, depresión, agresividad y neurosis de angustia.

En el trabajo

La salud mental condiciona el estado físico y la disposición de las personas a diversas situaciones. En este contexto, constituyen factores relacionados con la mejor calidad de vida, autoestima y el éxito integral de los trabajadores, además de mejorar el entorno laboral y, consecuentemente, la productividad y el compromiso de los trabajadores con su institución.

Una de las preocupaciones constantes de la Universidad de Concepción, es lograr ambientes de trabajo armónicos al interior de sus reparticiones, que permitan prevenir problemas de salud en sus trabajadores y fomentar el desarrollo, crecimiento y la productividad de la institución.

Una de las terapias complementarias que se vislumbra como un aporte importante a este problema es la fitoaromaterapia.

Deterioro laboral

Uno de los aspectos relevantes en el deterioro del entorno laboral, es la aparición de factores de riesgo psicosocial, los cuales desempeñan un papel importante como determinantes de la salud laboral del trabajador. Los factores de riesgo psicosocial son todas aquellas condiciones del individuo y del medio laboral o extralaboral, que bajo determinadas condiciones, generan efectos negativos en los trabajadores y en la organización.

Dentro de los factores de riesgo psicosocial que se encuentran normalmente presentes en los ambientes laborales, está la ansiedad y el estrés, que afecta de forma directa la salud mental y física de las personas que la padecen.

La ansiedad se da en todas las personas y, bajo condiciones normales, mejora el rendimiento y la adaptación al medio social, laboral, o académico. La ansiedad normal tiene la función de movilizar las personas frente a situaciones amenazantes o preocupantes, de forma que permita hacer lo necesario para evitar el riesgo, neutralizarlo, asumirlo o afrontarlo de modo adecuado.

Sin embargo, cuando la ansiedad sobrepasa determinados límites, se convierte en un problema de salud, que impide el bienestar, e interfiere notablemente en las actividades sociales, laborales o intelectuales.

El estrés

El estrés también constituye un factor importante dentro de los factores de riesgo psicosociales, que puede afectar no solo el desempeño de los individuos, y por lo tanto, la productividad organizacional; también puede repercutir en el ámbito de la salud de los trabajadores, extendiéndose más allá de la vida laboral.

El estrés se refiere al estado psicológico y fisiológico que se presenta cuando ciertas características del entorno retan a la persona y producen un desequilibrio, real o percibido, entre lo que se pide y la capacidad de ajustarse a ello, situación que deriva en una respuesta indefinida. El estrés laboral se produce en circunstancias en donde los trabajadores muestran agotamiento emocional y apatía ante su trabajo, sintiéndose incapaces de alcanzar sus metas. Cuando los empleados sufren de estrés laboral, tienden a estar en desacuerdo, a atribuir sus errores a otros y mostrarse muy irritables.

El afecto

Por otro lado, durante los últimos años, ha aumentado el interés por estudiar el papel que desempeña el afecto en las organizaciones.

El afecto, es posible considerarlo como un concepto «marco» que abarca una gama de sentimientos experimentados por las personas individualmente, donde se puede distinguir el afecto como estado, referido a experiencias afectivas en un momento determinado, pasajeras y de corto plazo, del afecto como rasgo, que constituye tendencias intrínsecas más estables que llevan a sentir y actuar de maneras específicas.

En general los estudios que se han realizado en relación con los afectos a nivel de organizaciones, ponen de manifiesto la existencia de una importante y constante relación entre las mediciones del afecto positivo derivada de los rasgos personales y diversas mediciones de los resultados en el trabajo. Son muchas las pruebas que confirman que sentir y expresar el afecto positivo son fundamentales para el logro del éxito en las organizaciones, y en la vida personal.

Las conclusiones obtenidas en cuanto a la influencia del afecto negativo en las organizaciones, en cambio, son mucho más complejas.

El afecto negativo está estrechamente asociado a resultados intrasíquicos de carácter no social, como el estrés y el agotamiento físico o mental, por lo que también tiene un papel fundamental en los resultados de las organizaciones.

Finalmente, al incorporar esta terapia a la práctica diaria, se deben considerar 2 grandes factores: su seguridad y eficacia. Como cualquier medicamento, dependiendo de su uso (indicación, vía de administración y dosis), pueden presentarse efectos adversos y, en especial, cuando se utiliza como vía de administración la inhalación, que conecta en forma directa el sistema límbico con el sistema nervioso central y este con el medio externo. En este caso, los efectos adversos pueden constituir problemas importantes si la terapia no se aplica con conocimiento y responsabilidad. En este estudio, un alto porcentaje de los individuos intervenidos no presentó ningún efecto adverso durante la administración de la fitoaromaterapia y los principales efectos adversos encontrados, que podrían estar relacionados con esta experiencia, fueron efectos leves, como picor nasal y cefalea.

El estudio del beneficio de terapias complementarias como la basada en aromas naturales, podría constituir un método simple y barato para mejorar la calidad de vida de la población susceptible a desarrollar eventos psicosomáticos o diversas enfermedades, producto del deterioro del sistema inmunológico secundario al estrés.

En este contexto surge como fundamental la información y educación al cuerpo médico y profesionales de la salud, para dar a la fitoaromaterapia el concepto de terapia científica y desvincularla de la magia y esoterismo con las que ha sido involucrada por tanto tiempo. Los resultados obtenidos en este estudio, muestran a través de las diferentes pruebas aplicadas, que ciertos aceites esenciales ejercen un efecto positivo tanto en los niveles de ansiedad de las personas, como en los niveles de estrés negativo presente en ellas, cuando se administra por dispersión atmosférica en los ambientes de trabajo.

CAPÍTULO 12

SUSTANCIAS DE ESPECIAL INTERÉS

ÁCIDO GLUTÁMICO (Glutamato)

El ácido glutámico, o glutamato (la sal sódica) es un aminoácido que actúa como neurotransmisor excitatorio en el cerebro y está involucrado en varios procesos fisiológicos, incluyendo el aprendizaje y la memoria. Sin embargo, en ciertas situaciones, el exceso de glutamato puede tener efectos perjudiciales en el cerebro y en otras partes del cuerpo. Se encuentra combinado, junto con cisteína y glicina, en el glutatión, uno de los antioxidantes más eficaces.

Este aminoácido es importante para el aprendizaje y la memoria. Se encuentra naturalmente en alimentos como los tomates, los champiñones, la leche y el queso, el pollo, el salmón y el jamón.

En la industria alimentaria aparece como glutamato monosódico, GMS o E-62. Se añade a la gran mayoría de productos porque produce que los alimentos tengan mucho más sabor y así se aumenten las ventas.

Actualmente, la mayoría del glutamato industrial se obtiene de la fermentación de ingredientes vegetales. Algunos son la remolacha azucarera, la yuca, el maíz o la caña de azúcar.

Mientras que el glutamato es un excitante, el ácido gamma amino-butírico o GABA es la principal sustancia inhibidora del cerebro y actúa regulando el glutamato. Se encuentra en la avena, el arroz, el germen de trigo, los cereales integrales, las lentejas, la fruta (sobre todo en los plátanos) y la verdura.

Cuando una persona tiene un desequilibrio de estas sustancias y el nivel de glutamato es superior, se da mucha actividad nerviosa.

Esto hace que las neuronas se sobreestimulen e incluso puedan morir, el cerebro se vuelva muy excitable.

En este sentido, el glutamato actúa igual que otras sustancias excitantes, como la cafeína, la cual tampoco se aconseja en estos casos.

Lo cierto es que este aminoácido está presente en una amplia variedad de funciones cerebrales como la memoria, el aprendizaje y la plasticidad cerebral en la corteza cerebral. Se cree que juega un papel fundamental en enfermedades como el alzheimer, el parquinson, la esquizofrenia o la epilepsia.

El glutamato se produce y se libera por las neuronas glutamatérgicas en el cerebro y una vez liberado, se une a los receptores específicos en las neuronas vecinas, que están ubicados en la membrana celular

El glutamato monosódico (MSG), es una sal de sodio del ácido glutámico que se utiliza como aditivo alimentario para mejorar el sabor de los alimentos procesados. El MSG se disocia en glutamato libre en el estómago y es absorbido por el cuerpo para su uso en diferentes procesos biológicos.

Aunque el glutamato se utiliza como aditivo alimentario, es importante señalar que los niveles de glutamato que se utilizan en los alimentos son significativamente más bajos que los niveles que se encuentran en el cerebro y otros tejidos del cuerpo.

La presencia de ácido glutámico en la **amígdala** también participa en la liberación de dopamina para facilitar el apareamiento y aumentar la capacidad de respuesta sexual en el futuro, desencadenando el comportamiento sexual al aumentar la señalización de progesterona en las mujeres.

En el comportamiento sexual compulsivo se observa un aumento en el volumen de la amígdala junto con una conectividad reducida entre la amígdala y la corteza prefrontal.

BIOSFENOL

Ahora sabemos que la exposición prenatal al bisfenol (BPA), afecta al volumen cerebral del niño. Se trata de un producto químico sintético que se usa ampliamente en las industrias de fabricación de plástico y resina.

Los estudios sugieren que la corteza prefrontal es particularmente sensible a la exposición al BPA, y dado que esta zona está asociada con el procesamiento del lenguaje, la exposición gestacional al BPA puede provocar deficiencias en el desarrollo del lenguaje en los niños. Además, también puede provocar deficiencias visuales y auditivas.

GABA (inhibidor)

La primera diferencia entre los aminoácidos inhibidores y los excitadores es que el GABA y la glicina no tienen parecido metabólico ni estructural.

El GABA está presente en altas concentraciones en muchas regiones cerebrales. Estas concentraciones son de alrededor de 1.000 veces mayor que las concentraciones de los neurotransmisores monoaminérgicos clásicos en las mismas regiones. Esto está de acuerdo con las acciones potentes y específicas de las neuronas ricas en GABA en estas regiones.

A la vista de la naturaleza ubicua del GABA en el SNC, no sorprende quizá su gran participación funcional. Entre otras posibles implicaciones funcionales del GABA se sugiere que su alteración participa en los trastornos neurológicos y psiquiátricos de humanos, incluyendo el corea de Huntington, epilepsia, alcoholismo, esquizofrenia, trastornos del sueño y la enfermedad de Parkinson. La manipulación farmacológica del GABA es un enfoque efectivo para el tratamiento de la ansiedad, y ahora sabemos que las acciones anestésicas depresivas de los barbitúricos provienen de un aumento de la transmisión sináptica inhibitoria mediada por los receptores GABA.

El GABA se sintetiza a partir del ácido glutámico mediante un sistema enzimático dependiente del fosfato de piridoxal (vitamina B6), exclusivo de mamíferos y presente sólo en el sistema nervioso.

L-ARGININA

La L-arginina es un aminoácido semi-esencial que se encuentra en muchos alimentos y se utiliza como suplemento nutricional para mejorar diversos aspectos de la salud. Algunos de los efectos de la L-arginina son:

1. Mejora la función cardiovascular:

La L-arginina se convierte en óxido nítrico en el cuerpo, lo que ayuda a dilatar los vasos sanguíneos y mejorar el flujo sanguíneo. Esto puede ayudar a reducir la presión arterial, prevenir la formación de coágulos sanguíneos y mejorar la función del corazón.

2. Mejora la función sexual:

La L-arginina se utiliza a veces para tratar la disfunción eréctil y mejorar la libido en los hombres. También puede ayudar a mejorar la función sexual en las mujeres.

3. Apoya la función inmunológica:

La L-arginina es necesaria para la producción de proteínas importantes en el sistema inmunológico, y puede ayudar a mejorar la respuesta del cuerpo a las infecciones y enfermedades.

4. Mejora la recuperación después del ejercicio:

La L-arginina puede ayudar a reducir el dolor muscular y mejorar la recuperación después del ejercicio intenso.

5. Puede ayudar a reducir la inflamación:

La L-arginina puede ayudar a reducir la inflamación en el cuerpo, lo que puede ser beneficioso para la prevención de enfermedades crónicas como la enfermedad cardíaca y la diabetes.

KAWA-KAWA

Nombre científico: *Piper methysticum Forst.*

Pertenece a la familia de la familia de la pimienta. Originario de las islas Fiji donde su cultivo es endémico. De sus hojas se extrae un brebaje embriagante. El rizoma (tallo subterráneo) se usa en preparaciones de herbolaria moderna.

Principios activos

Contenido en resinas muy variable (3-20%) dependiendo de la parte empleada (rizoma o raíces laterales) y su composición varía en función del lugar donde crece. Es decir, el clima, el sol, la altitud, el suelo, etc… influirán en la composición química del aceite esencial.

Alfa-pironas: yangonina, metisticina, dihidrometisticina, kavaína, dihidrokavaína, demetoxiyangonina (derivados del fenilpropano).

Acción Farmacológica

- Las pironas son inductoras del sueño y sedantes (actúa en el sistema límbico y primariamente sobre la **amígdala**), provocan relajación muscular y algunas son anticonvulsionantes (kavaína y metisticina).

- Ligeramente anestésicas locales, tras masticar raíces de kava kava.

- La kavapironas (dihidrokavaína, dihidrometisticina) presentan actividad analgésica, inhibe la actividad de las enzimas ciclooxigenasa y tromboxano sintetasa y la disminución del tromboxano A2 y la reducción de la agregación plaquetaria.

- No producen dependencia y se han empleado en procesos psicóticos. Dosis elevadas pueden producir trastornos neurológicos o bien trastornos por interacción con benzodiacepinas.

- Puede tener efectos y considerarse un ansiolítico.

- Metisticina y dihidrometisticina poseen además, propiedades neuroprotectoras y, en modelos animales de isquemia focal cerebral, han mostrado reducir el área infartada.

Indicaciones

Ansiedad, insomnio, nerviosismo.

Contraindicaciones

Embarazo, lactancia, niños. Depresión endógena, psicosis.

Precauciones

Uso bajo control médico (no tomar más de 3 meses sin supervisión médica.).

Interacciones

Se recomienda no asociar a barbitúricos (pentobarbital) y antidepresivos. Además no administra conjuntamente con benzodiacepinas y antihistamínicos.

Reduce la eficacia de la levodopa en el tratamiento del Parkinson.

El alcohol potencia su toxicidad.

Posología

Droga seca o preparaciones equivalentes a 60-120 mg/día de kavapironas.

Importante:

Hoy en día numerosos productos empleados para perder peso, tratar la ansiedad, favorecer el sueño pueden contener Kava

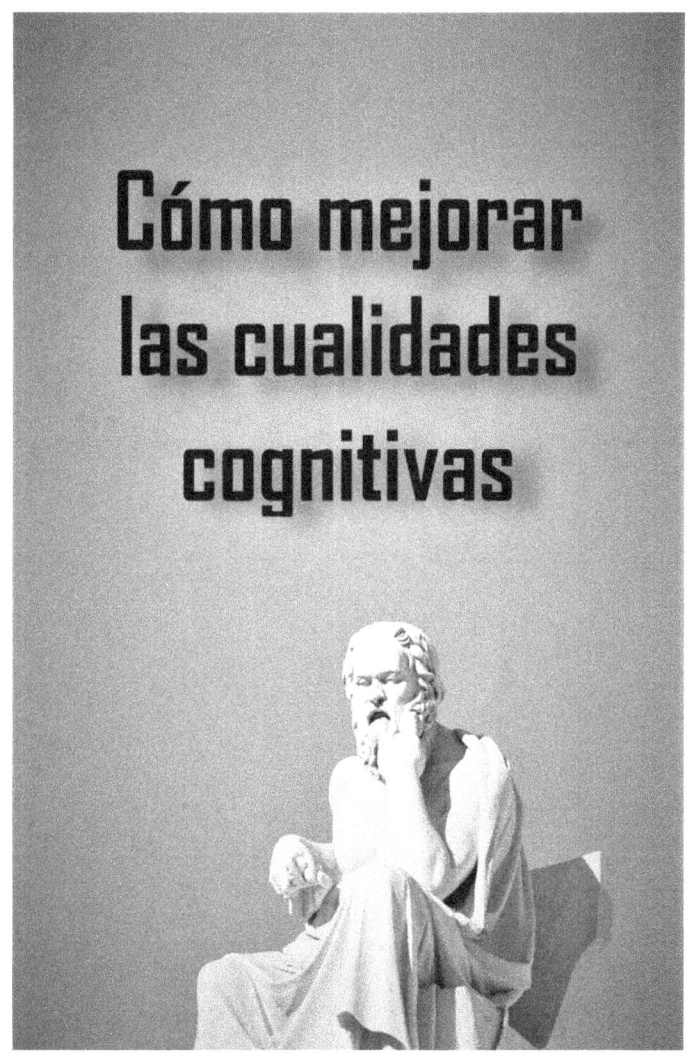

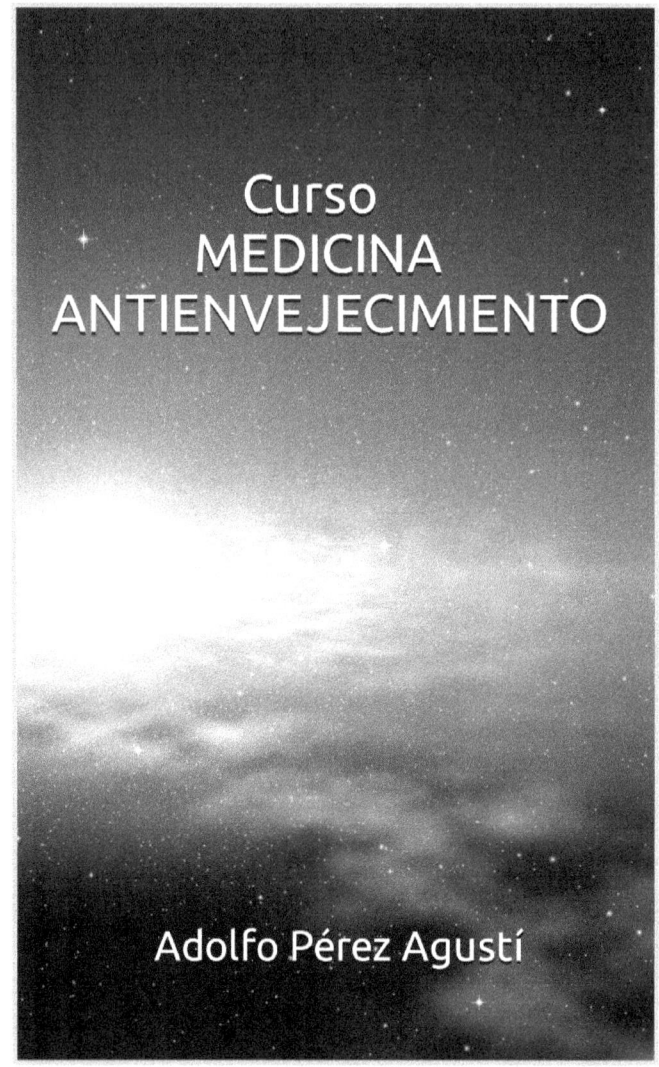

Curso
MEDICINA
ANTIENVEJECIMIENTO

Adolfo Pérez Agustí

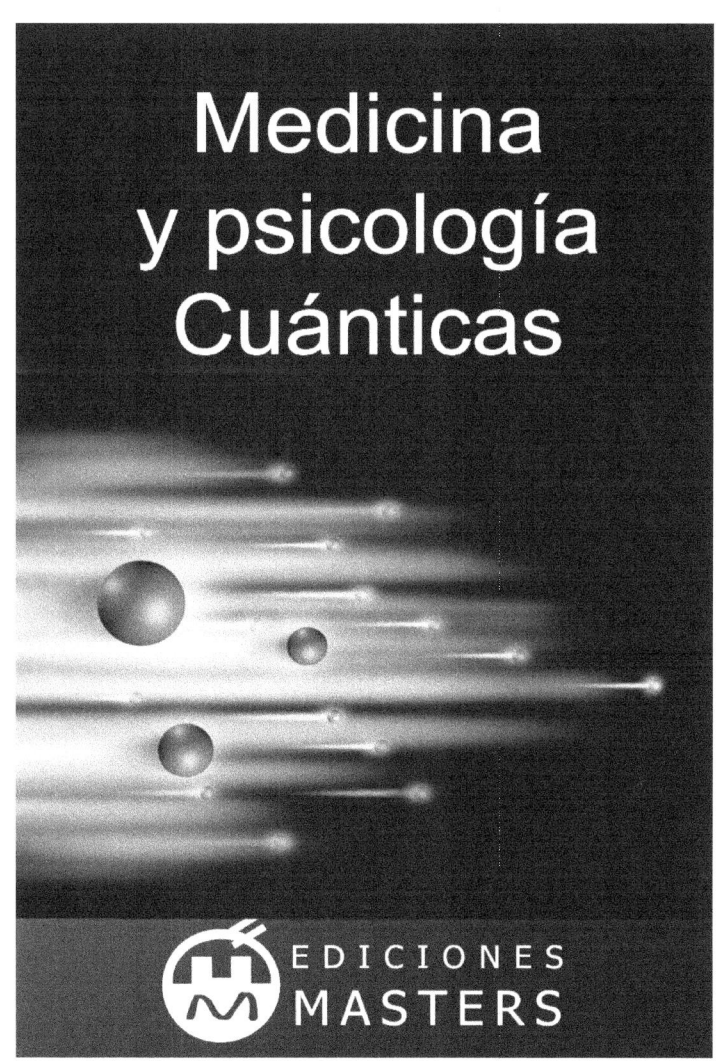

Medicina
y psicología
Cuánticas

EDICIONES
MASTERS

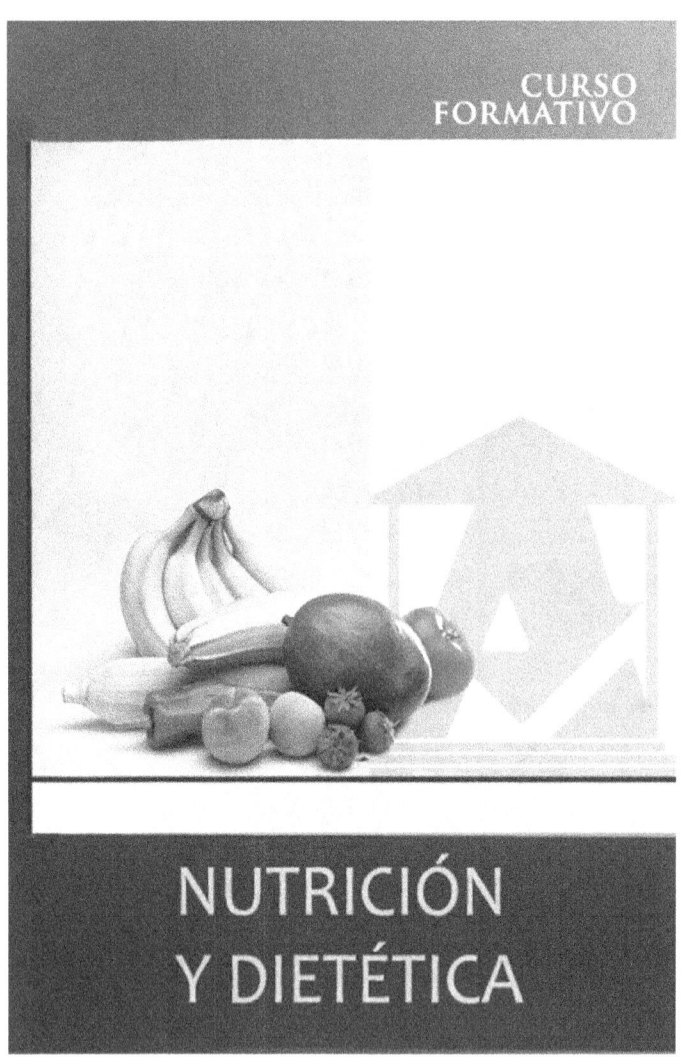

CURSO
FORMATIVO

NUTRICIÓN
Y DIETÉTICA

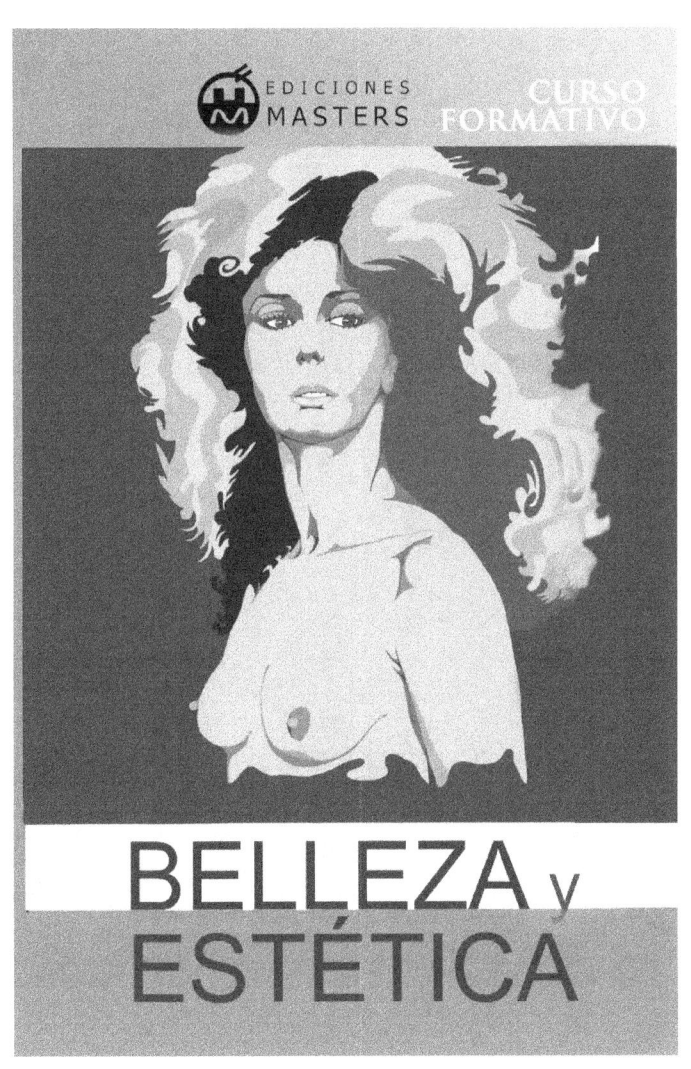

EDICIONES
MASTERS

CURSO
FORMATIVO

BELLEZA y
ESTÉTICA

Energizantes deportivos

Adolfo Pérez Agustí

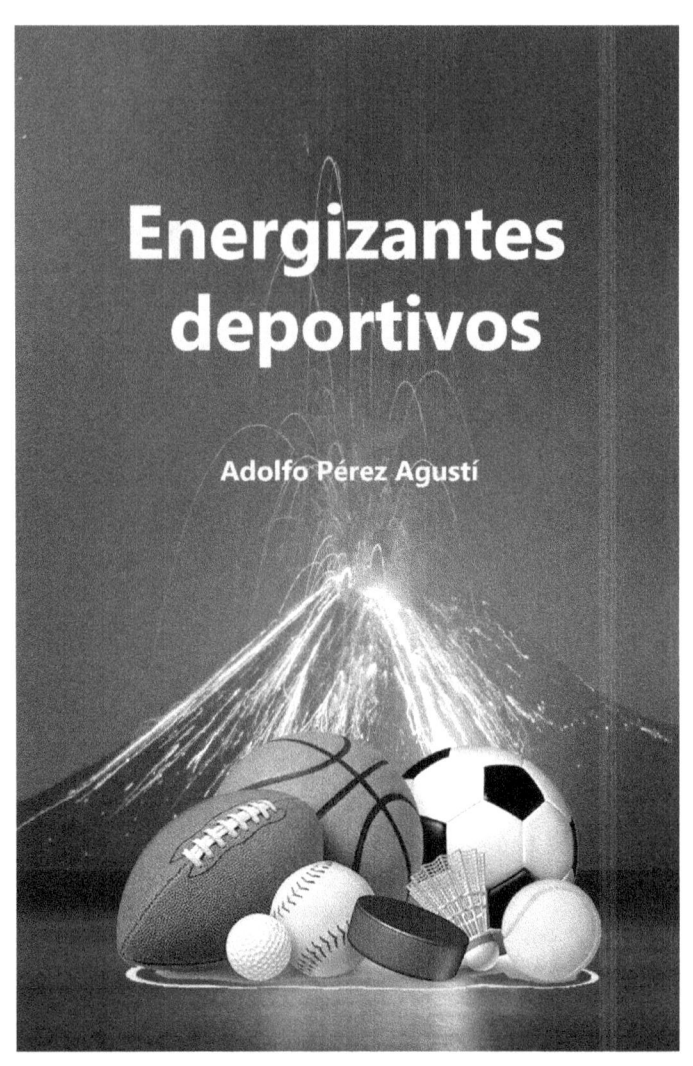

www.ingramcontent.com/pod-product-compliance
Lightning Source LLC
Chambersburg PA
CBHW070642220526

45466CB00001B/267